国医大师柴嵩岩妇科临证经验及验案选

佟庆　黄玉华　主编

中国中医药出版社
·北　京·

图书在版编目（CIP）数据

国医大师柴嵩岩妇科临证经验及验案选 / 佟庆，黄玉华主编 .—北京：中国中医药出版社，2018.7（2025.5 重印）

ISBN 978－7－5132－4738－2

Ⅰ.①国… Ⅱ.①佟… ②黄… Ⅲ.①中医妇科学—中医临床—经验—中国—现代 Ⅳ.① R271.1

中国版本图书馆 CIP 数据核字（2018）第 001329 号

中国中医药出版社出版

北京经济技术开发区科创十三街 31 号院二区 8 号楼

邮政编码 100176

传真 010-64405721

北京盛通印刷股份有限公司印刷

各地新华书店经销

开本 710×1000 1/16 印张 12 字数 178 千字

2018 年 7 月第 1 版 2025 年 5 月第 5 次印刷

书号 ISBN 978－7－5132－4738－2

定价 45.00 元

网址 www.cptcm.com

服务热线 010-64405510

购书热线 010-89535836

维权打假 010-64405753

微信服务号 zgzyycbs

微商城网址 https://kdt.im/LIdUGr

官方微博 http://e.weibo.com/cptcm

天猫旗舰店网址 https://zgzyycbs.tmall.com

如有印装质量问题请与本社出版部联系（010-64405510）

《国医大师柴嵩岩妇科临证经验及验案选》

编委会

主　编　佟　庆　黄玉华

副主编　祁　冰

编　委　雎丛璐　张志明

张巨明　郭　明

主　审　柴嵩岩

前　言

中医妇科大家柴嵩岩，又名柴松岩，且以柴松岩广为人知。

柴老经常给她的后辈们讲起她为什么喜欢用“松岩”这个名字。她说：“嵩，本义为山上还有山，山大而且高，很孤傲，孤芳自赏的感觉，做人要低调；再者，山是不动的，缺乏活力，而做人、做学问，都应该是灵活的、积极向上的，所以我喜欢用‘松’字。”说到松的品质，她常引陈毅元帅的《青松》，诗言：

大雪压青松，

青松挺且直。

要知松高洁，

待到雪化时。

松树的高洁、坚韧和长青，正是柴老一生的真实写照。

柴嵩岩教授行医六十余年，诊治过的患者逾百万，积累了丰富的临床经验，收集了大量的临床资料。本书是作者在跟师过程中的一些心得体会。

全书分为上下两篇，上篇主要从三个方面介绍柴嵩岩的临证特色：一是柴老以“肾之四最”“妇科三论”“五脏皆可致月经病”等为代表的学术思想；二是柴老详于问诊、重视舌脉以及结合基础体温调节月经周期的临床辨证特点；

三是柴老颇具特色的临床用药经验。下篇主要是以病为单元介绍柴老多年来对临床常见病、疑难杂症的认识、治疗思路和用药特点，并辅以临床典型医案和分析。

年已八十有余的柴老还在出诊，每天仍看书学习，她倡导“尊古学古、参今用今”的学习态度，使其对中医妇科的思考更加深入。她为人正派的作风和对学术的热爱与投入，深深地影响着她的家人和学生，不仅带出了一批批优秀的医学专家，而且外孙女（本书作者之一）也在她的影响下毅然选择从医，从上学期间就跟诊学习，亦亲亦师。

本书虽已完稿，柴老的观点和经验还在临证中不断地充实和补充，所以我们的总结是局限的，有待将来进一步完善和更新。本书若能对同行在妇科疾病的诊治过程中提供些思路，将不胜荣幸。

佟庆

2017 年 5 月 15 日

目　录

上篇　柴嵩岩临证经验撷精

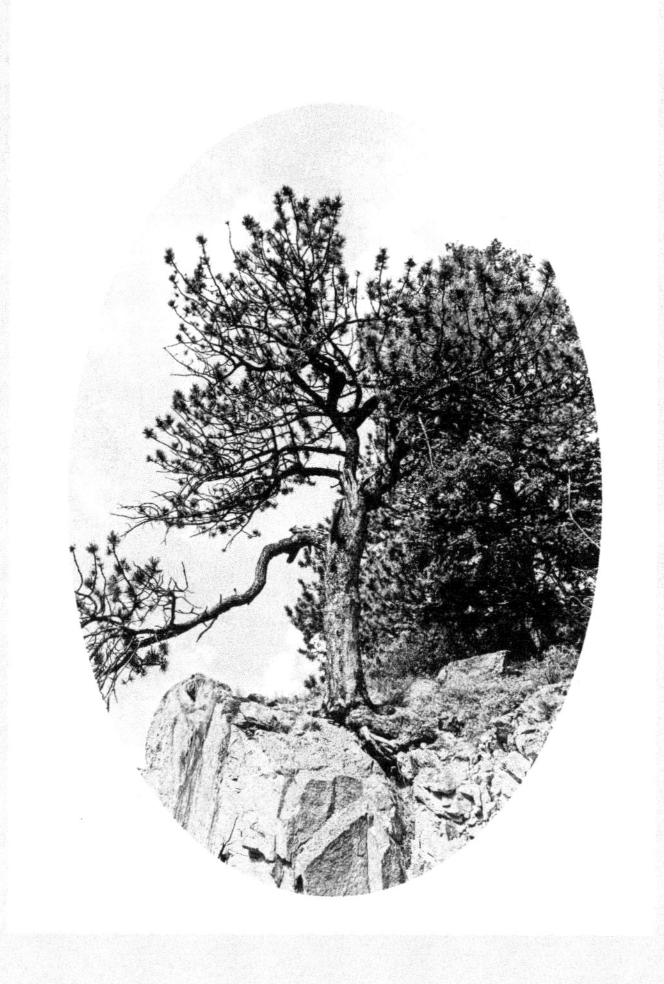

第一章　独特的学术思想

第一节 “肾之四最”学说

“肾之四最”即“肾生最先、肾足最迟、肾衰最早、肾最需护”，是柴嵩岩教授对女性不同年龄阶段的不同生理、病理特点的高度概括，与临床密切结合，对妇科临床疾病的诊治起着指导作用。

“肾之四最”是在“肾之三最”（“肾生最先、肾足最迟、肾衰最早”）的基础上发展而来的。其中的“肾”，柴老解释为促使性征发育的肾气。如《灵枢·决气》“两精相搏，合而成形”，即肾精存在于胚胎形成之前，故言“肾生最先”。出生后得后天水谷精微滋养而充实，《素问·上古天真论》云“女子七岁，肾气盛，齿更发长；二七而天癸至，任脉通，太冲脉盛，月事以时下，故有子”，“三七”“四七”时“肾气足”，即文中所言：“三七，肾气平均，故真牙生而长极；四七，筋骨坚，发长极，身体盛壮。”虽然“肾生最先”，但促使性征发育的肾气要到“二七”才能在“天癸”的作用下“太冲脉盛，月事以时下”，故言“肾足最迟”；“五七，阳明脉衰，面始焦，发始堕；六七，三阳脉衰于上，面皆焦，发始白”。相对其他脏腑功能的正常运行，肾气“五七”即始衰，“七七”经水竭，故言“肾衰最早”。

清代沈尧封《女科辑要》经水篇中，王士雄的按语提出：“盖人身五脏属五行，惟肾生最先，而肾足最迟，肾衰独早。”释为：“孩提能悲能喜，能怒能思，而绝无欲念，其有情窦早开者，亦在肾气将盛，天癸将至之年。可见肾气未盛，癸水未足，则不生欲念也。迨肾气衰，癸水绝，则欲念自除矣。”此文中的“肾之三最”，是因其并未与临床病证相结合，故未得重视。

柴老通过深入理解经典理论，结合多年临床实践，形成了自己对“三最”的系统认识，借其“形”（文字），赋予其“神”（理论）和“体”（临床），并有所发展，用于概括女性一生不同年龄阶段的生理特点，以及该年龄段易患疾病的病因病机特点，并以此为依据进行临床组方。

一、肾生最先

《灵枢·决气》曰："两神相搏，合而成形，常先身生，是谓精。"以此看，肾先于其他脏腑而生，故为先天之本。肾虽生于最先，但开始并未充实。女子"一七"至"二七"天癸至（月经初潮前）之前，柴老认为，此阶段为生长发育初期，此时肾气尚未充实，功能尚不稳定，脏腑娇嫩，性激素水平很低，因此小儿并无欲望。柴老认为，小儿乃稚阴稚阳之体，易受外来因素的干扰使阴阳失去相对的平衡，此时肾的功能以封藏为主，饮食、行为等均不应提早促使小儿肾阳的启动，否则会破坏其正常的生理功能。临床最为常见的疾病是儿童性早熟。性早熟为儿童性发育异常的疾病之一，近年来发病率显著增高。这类患儿多有随意进补，或恣食肥甘厚腻及血肉有情之品（尤其是具有兴阳作用的食品），或母亲孕期饮食不当，致内蕴生热，暗耗阴液，终至肾阴不足，引动相火，导致天癸早至、第二性征提前出现。对于本病的治疗，柴老要根据患者的年龄，遵循其生理特点，不同对待。对于年龄较小，性征发育早的患儿，以滋阴（肝肾之阴）降火（心火、相火）为主，兼以疏肝、散结为法，不可妄动相火。但 9 ～ 10 岁的患儿，此时已接近正常月经初潮的年龄，就要慎用苦寒，以免妨碍正常月经来潮。

二、肾足最迟

肾虽"生于最先"，但"肾足最迟"，最先所生之"肾"，靠的是后天脾胃所化生的阴血来滋养，以成其"足"。《怡堂散记》所说："肾者，主受五脏六腑之精而藏之，故五脏盛乃能泄，是精藏于肾而非生于肾也。五脏六腑之精，肾实藏而司其输泄，输泄以时，则五脏六腑之精相续不绝，所以成其次而位乎北，上交于心，满而后溢，生生之道。"《景岳全书》中也曾记载"经本阴血，何脏无之”，说的是月经本来也为血，而每个脏腑皆有血液，但经血要至“二七”后天癸至方能来潮，此皆因“二七”时肾气盛，太冲脉盛，五脏六腑在完成自身生理功能后，有余之血方能汇于血海，血海按时满溢而为月经。虽然“二七”时性征已经出现，但毕竟肾气尚不够充实，一方面用药应尽量不用温燥、苦寒泻火之品，以免耗伤阴血、克伐肾气；另一方面，对于原发性闭经的患者，柴老治疗时多不用大量温肾补阳之品，而是以养血益肾为主。现今社会飞速发展，女性受到很多外界因素的影响，如紧张的学习、精神压力、情绪波动、药物（如减肥药）、不良性生活习惯等，都会损耗肾气，扰乱肾之阴阳，从而导致各种月经病的发生，最为明显的如卵巢早衰发病率的增加及年轻化的趋势。这个年龄段疾病的治疗，柴老非常强调两个方面的作用缺一不可：一是医生用药是否得当，是否符合其生理病理的特点；二是患者的配合，如饮食有节、起居规律、不滥用药物等。以青春期患者常见的面部痤疮为例，临床常见的治法是清热解毒，一派苦寒，或可见痤疮的好转，但治疗后患者出现月经改变如月经后期、痛经者为数不少。柴老治疗本病多从肺经考虑，用清肺火之品，如桔梗、百部等，川贝更佳，但因川贝价格过贵，需酌情使用；肺与大肠相表里，临证应注意大便情况，考虑其中“二阳致病”的因素，如大便干燥，可加瓜蒌清热润肠通便；如大便黏滞不爽，可加槐花以清阳明之热；同时要结合患者的月经周期、行经时间用药，再者嘱咐患者饮食清淡，禁食辛辣、油腻、腥膻等刺激之品，调整情绪，保持面部清洁。

三、肾衰最早

“三七”“四七”为女性生育旺盛期，此期肾气充足，但由于经期、孕产、哺乳等生理性耗损，以及房劳、流产等病理性损伤阴血，致“阴常不足”，此阶段应注意保护阴血及顾护肾气，柴老常选用女贞子、枸杞子、当归、桑寄生、杜仲、菟丝子等养血补肾之品，所选之药均无凝滞之性，取其补而不滞之意；或用太子参、茯苓、山药、白术等健脾益气以助气血的化生；或用沙参、麦冬、百合等以金水相生。同时注意避免损伤肾气，慎用破血行血、辛温耗散以及苦寒、兴阳之品。嘱患者作息有时，调节情志，饮食上宜少食辛辣腥膻等耗气伤阴的食物。“五七”时“阳明脉衰，面始焦，发始堕”；“六七”时“三阳脉衰于上，面皆焦，发始白”；“七七”见“天癸竭，地道不通，形坏无子”，衰老之象显现，相对其他脏腑的功能而言，生命还在继续，而肾气已衰，故曰“肾衰最早”。对这一年龄阶段的患者，柴老在顾护阴血的同时，注意以下三个方面的用药：一则补肾，二则泻心火，三则疏肝养肝，常用药物有女贞子、旱莲草、莲子心、地骨皮、百合、浮小麦、绿萼梅、远志等，慎用破血行血、通利泻下、辛温耗散之品，平素注意健脾养胃，顾护后天之本，以保气血生化之源，即“治未病”原则。

四、肾最需护

由于生活水平的提高、饮食结构的调整、医疗技术的发展，人们对生活质量的要求越来越高，希望活力可以延续，绝经年龄逐渐延后，随之即来的诊疗问题使得临床辨证的内容更为复杂和灵活。“七七”而天癸未竭者临床常见，柴老提出女性“八七”之言，此年龄段作为生殖功能的“肾精”已耗竭，但广义的、五脏之一肾的功能还在延续，在此基础上，柴老提出在“肾之三最”后增加“肾最需护”观点，提醒人们注意肾气的保护，以满足人们延缓衰老、提高生活质量的需求。“护”的仍然是阴血、肝肾、心肾的功能。此时应慎用淫羊藿、肉桂、仙茅等动阳之品，可用旱莲草、枸杞子或用肉桂配旱莲草加熟地以养肾阴，以达维持肾气，延缓衰老的作用。

第二节 “妇科三论”学说

所谓“三论”，即“水库论”“土地论”“种子论”。中医道法自然，通过对自然界的观察引申至人体，柴老的“三论”亦是如此，把女子孕育过程与自然现象结合，体现出中医传统“天人合一”理论。此“三论”的提出，也是柴老返博为约、深入浅出、浅显寓深治学方法的生动体现。每一位患者都希望了解自己的病情，但在有限的时间让患者明白深奥的专业术语，医患双方都有困难。而“三论”内容在临床一方面可以通俗易懂且十分贴切的向患者分析其病情的轻重、治疗的阶段以及饮食的宜忌等等，医患双方在最大程度上得以沟通；另一方面作为学生，可从中理解老师处方用药的思路、原则和特点，对疗程的长短做到心中有数。

一、水库论

水库有两层意思：一方面水库为蓄水之用，水满则溢，水库水少或无水时，应蓄水，倘若强行放水，必致水库干涸。这正可比喻女子之血海，血海按时满溢，则水满而泄，月经按时来潮，若血海不足，不能按时满溢，则无血可下，发为经闭。柴老临床常用此比喻闭经患者的病情及治疗方案，此类患者病程往往很长，月经是否来潮经常是患者评价医生治疗效果以及自己病情是否好转的唯一标准。柴老生动形象的比喻常能抚慰患者焦躁的情绪，从而配合治疗。对患者而言，水库里的水犹如经血，在医者，水库如血海。

近年来柴老发现临床诊治的闭经患者中，卵巢早衰的患者较多，且有上升趋势。究其原因，性生活过早、过频，多次人工流产，过度脑力劳动，激烈的竞争环境所致的超负荷工作压力以及对补品的不当食用等因素无不耗伤阴血，最终致阴血受损，冲任失充，经血无以化生，血海亏虚，月经闭止。对此类患者，医生若见“闭”就通，只见症不辨证，滥用活血、破血、通利之品，正似水库已近无水而放水，或能迎合患者的需求，有时可以见血，医患双方心里得到了满足，但对疾病而言，气血重伤，延长了治疗时间，甚则变生他病。对此类病证，柴老临床治疗尤其重视阴血的养护。阴血的受损程度，柴老常根据脉象来判断：脉见沉细无滑象为血海受损严重，处方以阿胶珠、首乌、当地、熟地、女贞子、旱莲草、石斛等滋阴养血药为主进行随证加减。经过治疗，若脉象由沉细逐渐见滑象，此为血海渐复，此时可酌情加大活血药的比例，如加用桃仁、益母草、丹参、苏木、茜草等，以期因势利导、“水满则溢”。血海恢复过程相对时间较长，切不可急功近利。药物治疗的同时柴老尤重饮食的调护，对此类患者柴老每每叮嘱其忌食辛辣腥膻之品，以避免阴血的耗伤。

另一方面，水库论还包含了水库中鱼和水的关系：鱼无水不可活，而鱼大水少或水浅，则鱼的生长受限。气血为胎元育养之本，若素体阴血不足，或上述诸种暗耗致阴血耗损，导致胎失所养，临床则见胚胎停育、胎萎不长等病。对曾有胚胎停育史的患者，柴老不急于促孕，而是结合基础体温的测定先予调护，“水足再养鱼”，治法用药与闭经相参；对胎萎不长的患者，治当以健脾补肾、养血护胎为主，大补气血，“救鱼于涸塘之中”，应早期治疗为佳。

二、土地论

所谓“土地论”，是指植物能够存活，全赖土壤的肥沃和养分，在盐碱地上种庄稼，期待庄稼丰收是不可能的。然而出于对丰收的希望，人们常采取两种措施：一种是拔苗助长，苗或不可活，或勉强生存但终不强壮；再者，有因庄稼长势欠佳，施予化肥以助长，或可暂时获益，但带给土地的却是土质进一步碱化，长此以往恶性循环，最终土地成了不毛之地。所以，对盐碱地首要的任务是“耪地”，即先去除土地上的乱石杂草，松软土地，加以适量的肥料，才更有利于种子营养成分的吸收，从而生根发芽、茁壮成长。借喻临床，土地即是子宫及内膜的孕育功能，而乱石杂草则如子宫或内膜存在的病理状态，子宫的环境不好，内膜容受性差，则胚胎生长受限，无法健康生长。

柴老在临床常运用“土地论”分析不孕、不育（如习惯性流产、多次胚胎停育、体外受精–胚胎移植失败）等病证的治则治法。尽管导致不孕、不育的原因很多，但患者多年求子不得，来自家庭及自身的压力等所致“郁”和“瘀”的病理特点大多相似。临床除以不孕不育为主诉外，患者常见面部有斑或痤疮，情志抑郁，心烦易怒，舌淡黯、或黯红、或见瘀斑，苔厚或腻，脉多弦细；基础体温单相或不典型双相，基线偏高或偏低；性激素检查常提示卵巢功能欠佳；B超或见内膜薄或无血流。每遇此类患者，柴老建议其暂且避孕，先行调理。患者起初多有不解，若向其分析“解郁”“化瘀”之理，多难取效，而柴老以“土地论”为其释疑，患者常能豁然开朗。肾主生殖，任主胞胎。不孕不育以肾虚、冲任不固、血海不足为其本，肝郁气滞、痰湿阻滞等为其标。故治疗先以疏肝理气、化瘀、除湿等法单用或多法合用为主而治之，益肾养血为其次。待肝木渐舒、瘀血渐化、湿邪渐消时，可转以阿胶珠、熟地黄、桂圆肉、女贞子、菟丝子等健脾益肾、养血固冲为主以治本，辅以疏肝理气、活血化瘀等。柴老临床常用柴胡、郁金、川楝子、合欢皮、香附、生麦芽、枳壳、白梅花等疏肝理气；茜草、益母草、炒蒲黄、月季花、玫瑰花、川芎、桃仁、泽兰、丹参等活血化瘀；冬瓜皮、浙贝母、车前子、薏米等清热祛湿。

三、种子论

柴老自述“种子论”观点受一位农村亲友的启发：柴老偶得花种，其人一见便断言：此花不能成活。柴老不信，精心栽培，数日后果如其言。问其故，该友原是农村人，以种地为生，识得种子良莠，见此花种太老，便出此言。柴老由此联想到临床胚胎停育和习惯性流产者，与花种有相似之处，可考虑为“种子”（卵子、精子）的质量不好。

“种子”如同“种花”，染色体异常是胚胎停育和流产的主要原因之一。如临床常见多囊卵巢综合征（PCOS）患者妊娠后出现胚胎停育，有研究表明，PCOS 患者经促排卵后收获的卵子有 50% 核型不正常。柴老根据中医理论及多年的临床经验认为 PCOS 为脾肾不足，痰湿阻滞所致，以益肾健脾、养血通利为法治疗此类患者，常用药有菟丝子、车前子、当归、夏枯草、桃仁、薏米、杜仲、淫羊藿、泽泻、贝母、桔梗、杏仁等，对柴老治疗 PCOS 经验方的临床及基础研究已经证实，这样的配伍可以降低促黄体生成素（LH）、睾酮（T）及胰岛素的水平、改善月经失调及多毛、肥胖的症状，通过改善卵巢内分泌状况来改善卵泡赖以生长的内外环境，从而改善“种子”的质量，提高妊娠成功率。

种子需要有肥沃的土地才能生根、发芽、成长，而肥沃的土地源于水库充足的滋养，三者缺一不可。体现在临床上，“三论”不是相互独立的，而是一有机的整体，只是解释具体疾病时各有偏重。

四、“妇科三论”的联合应用

柴老临证根据辨证结果常分三步：耪地、或蓄水、或充实“种子”。通过“耪地”，有助于盆腔血液的流动、经络的疏通，从而改善“土质”；“蓄水”的过程即阴血养复过程，柴老常通过脉象的变化来判断阴血恢复程度，如血海受损严重，以滋阴养血为主随证加减。经过治疗，若血海渐复，此时可根据患者月经周期的具体情况，酌加活血药，以期因势利导，所谓“水满则溢”。患者经治疗，临床症状改善、心理状况得到调整、基础体温由不典型双相转为典型双相、相关理化检查显示内膜厚度改善、血流改善，内分泌检查女性激素水平改善等等，从另一角度说明“种子”（卵泡）赖以生长的内外环境得到改善，有助于提高“种子”质量。所有这些，为胚胎的正常发育准备了良好的环境。下举几例以示之。

案一 韩某，女，30 岁，2009 年 11 月 24 日初诊。

主诉：闭经半年。

初诊：14 岁初潮，5～7 天 /30 天，量中，痛经（–）。2006 年结婚，婚后未避孕未孕，男方弱精症。2008 年因工作劳累，月经 $5/10^{+}$～30^{+} 天，经量明显减少。2009 年 5 月 1 日末次月经后开始停经，2009 年 7 月北京医院予倍美力＋黄体酮治疗一个周期，停药后有撤退出血，至今未行经。2009 年 9 月开始中药治疗。辅助检查：2009 年 9 月 23 日查：促黄体生成素（LH）84.41mIU/mL，卵泡刺激素（FSH）194.83mIU/mL，雌二醇（E2）13.1pg/mL，催乳素（PRL）21.6ng/mL（正常值 3.5～24.2），睾酮（T）0.16ng/mL（正常值 0.1～0.75），孕酮（P）0.45ng/mL。2009 年 9 月 4 日查 B 超：子宫 40mm×39mm×27mm，内膜厚 7mm，左卵巢 27mm×16mm，最大卵泡 6mm×5mm，右卵巢 28mm×16mm，最大卵泡 7mm×6mm。刻下症：曾有潮热汗出，服中药后减轻，带下质稀，大便干，2 日一行。前次月经（PMP）：2009 年 5 月 1 日（自然月经）；末次月经（LMP）：2009 年 7 月 27 日（倍美力＋黄体酮）。舌肥淡红，脉沉细弦。

西医诊断：卵巢早衰？

中医诊断：闭经。

辨证：脾肾不足，气血亏虚。

治法：益肾养血。

处方：北沙参 15g　枸杞子 15g　川断 15g　杜仲 10g
首乌 9g　川芎 5g　阿胶珠 12g　天冬 10g
枳壳 10g　桂圆肉 15g　熟地 10g　桑寄生 15g
20 剂。

体会：患者发病有明显过劳病史，劳倦伤脾，气血生化乏源，后天损伤，日久损及先天，结合舌脉，提示为脾肾不足、气血亏虚之证。如果此时作为医生临证，只见“闭经”而滥用活血、破血、通利之品，也即只见“症”未辨“证”，正如水库已近无水而强行放水，只能使之更为干涸。在临床，活血、破血、通利的结果，或许能见阴道少量出血，一方面迎合患者“见血”的需求，另一方面对医生也有见效的自得，但对疾病而言，有气血重伤，病程延长的可能。故首诊以补肾养血为主法，为“蓄水”之意。

二诊：2009 年 12 月 15 日。现 BBT 单相，服药后有带下，大便干，2 ～ 3 日一行。舌肥淡，脉细弦滑。

处方：北沙参 15g　全瓜蒌 15g　槐花 5g　枳壳 10g
丹参 10g　月季花 6g　益母草 10g　川芎 5g
夏枯草 12g　旱莲草 12g　桃仁 10g　柴胡 3g
20 剂。

体会：二诊患者脉象由沉细弦转细弦滑，滑象的出现考虑患者气血恢复，因患者病程较短，故恢复较快，故此诊在养阴的基础上着重疏肝活血通络，用柴老解释此诊是“耪地”阶段，以期有助改善卵巢功能。

三诊：2010 年 1 月 5 日。LMP：2009 年 12 月 18 日，行经 4 天，近日觉潮热，BBT 单相，舌淡有齿痕，脉细滑。辅助检查：2009 年 12 月 22 日（月经第 5 天）LH 69.26mIU/mL，FSH 124.21mIU/mL，E2 18.58pg/mL。

处方：阿胶珠 12g　太子参 12g　白术 10g　薏米 15g
枸杞子 15g　远志 6g　生草 5g　蛇床子 3g
菟丝子 15g　杜仲 10g　当归 10g　川楝子 5g
鸡内金 10g　茯苓 10g
40 剂。

体会：患者 BBT 仍单相，脉弦象已去，提示进一步好转，“耪地”后继固其本，治疗仍从健脾补肾养血着手，患者的理化指标有好转趋势。

四诊：2010 年 3 月 2 日。LMP：2010 年 2 月 14 日，行经 5 天，量同正常月经量，BBT 单相，无潮热汗出等不适主诉，舌嫩，脉细滑。

处方：太子参 12g　当归 10g　远志 5g　川断 15g
川芎 5g　阿胶珠 12g　合欢皮 10g　月季花 6g
桃仁 10g　旱莲草 12g　大腹皮 10g　菟丝子 15g
熟地 10g
20 剂。

体会：此诊患者已自然行经，经量正常，前诊无刻意活血通经之品，而经自来，正是所谓“经满自溢”“水到渠成”！但患者 BBT 仍单相，周期未再建立，故治以益肾养血兼理气活血为法，阴中有阳，以期卵巢功能与月经的正常生理相合。

案二　王某，女，40 岁，2009 年 11 月 3 日初诊。

主诉：经期延长 5 年，未避孕不孕 1 年。

初诊：月经 4/25 ～ 28 天，量中，无痛经，G2P1，2001 年剖宫产，产后开始经期逐渐延长，近 5 年延至 10 天以上。2008 年因女儿查有心肌病，欲再生育未避孕求子。刻下症：PMP：2009 年 10 月 1 日，行经 12 天，LMP：2009 年 10 月 28 日至今，现阴道出血量少，经前 BBT 双相，晨起腹泻，睡眠可，面部痤疮明显。舌肥暗，苔白腻，脉细弦滑。辅助检查（2009 年 10 月 4 日，月经第 4 天）：E2 153pmol/L，LH 2.56mIU/mL，FSH 5.98mIU/mL，T 1.58nmol/L（0 ～ 2.81nmol/L）。2009 年 10 月 14 日查 B 超：子宫 4.8cm×4.6cm×3.4cm，右卵巢 2.4cm×1.5cm，见 5 ～ 6 个小卵泡，左卵巢 1.8cm×1.3cm，见 2 ～ 3 个小卵泡，均未见优势卵泡。

西医诊断：继发不孕。

中医诊断：断绪，经期延长。

辨证：脾虚肝郁，湿瘀互结。

治法：疏肝理气，化瘀除湿。

处方：冬瓜皮 15g　茜草炭 12g　炒蒲黄 10g　月季花 6g
玫瑰花 5g　桔梗 10g　浙贝 10g　百合 10g

百部 10g　川断 15g　川芎 5g　枳壳 10g

21 剂。

体会：患者因女儿有病、再孕未得，肝郁气滞，克于脾土，脾失健运，湿瘀互结，上泛可见痤疮，在下可见便溏；舌肥暗，苔白腻，脉细弦滑，亦为肝郁脾虚、湿瘀互结之征。故治疗拟先疏肝理气、化瘀除湿以祛邪，后健脾益肾固冲以治本。柴老谓此“土地”板结，当先耪地去土中乱石杂草，故用茜草炭、炒蒲黄、月季花、玫瑰花、川芎、枳壳等疏肝理气化瘀；冬瓜皮、浙贝等祛湿。

二诊：2009 年 12 月 15 日。LMP：2009 年 11 月 27 日，BBT 有上升趋势，情绪较前平稳。面部痤疮好转。舌肥暗，脉沉细无力。

处方：阿胶珠 12g　北沙参 15g　茯苓 10g　白术 10g

旱莲草 12g　枸杞子 15g　山药 15g　薏米 15g

淫羊藿 6g　茜草 10g　菟丝子 15g　香附 10g

三棱 10g

21 剂，月经第五天服。

体会：治病有层次，经过前诊“耪地”，乱石已去，杂草已除，当刨地松土、施肥沃土以备播种。肾主生殖，脾主气血生化，患者脉沉细无力，提示血海不足，故治以益肾健脾、养血固冲为法。

三诊：2010 年 1 月 12 日。LMP：2009 年 11 月 27 日，已孕 47 天，阴道少量出血，腰酸，BBT 尚平稳。舌肥暗苔白，脉沉滑。

处方：太子参 10g　白术 10g　苎麻根 6g　炒川断 15g

莲须 5g　柴胡 3g　茯苓 10g　枸杞子 15g

菟丝子 15g　扁豆 10g　百合 10g　椿皮 5g

7 剂。

体会：患者已孕，治以健脾益肾，固冲安胎为主。

随诊：2010 年 2 月 2 日。孕 66 天，BBT 上升后稳定；2010 年 1 月 19 日查 B 超可见胎芽胎心。

第三节 “五脏皆可致月经病”学说

五脏系统相互联系的学术思想源于《内经》。《内经》中提出“五脏相通”，各对应了五行、四时、五味等，相生相克。相生者，《素问·阴阳应象大论》曰：“东方生风，风生木，木生酸，酸生肝，肝生筋，筋生心……心生血，血生脾……脾生肉，肉生肺……肺生皮毛，皮毛生肾……肾生骨髓，髓生肝。”相克者，《素问·五脏生成论》曰：“心之合脉也……其主肾也。肺之合皮也……其主心也。肝之合筋也……其主肺也。脾之合肉也……其主肝也。肾之合骨也……其主脾也。”五脏关系密切，互为因果，互相影响。

《素问·咳论》中有论：“五脏六腑皆令人咳，非独肺也。”较为系统地论述了咳嗽的病因病机，阐述了五脏皆可致咳的机理。柴嵩岩教授在理解古人理论，结合多年临床经验后总结出“五脏皆可致月经病，非独肾也”的理论。她认为月经的产生不仅与肾的功能有关，与其他脏腑的关系同样密切，任何脏腑发生功能失调，都可导致月经病。

一、肾与月经病的关系

肾主水，为先天之本，气血之根，与冲脉相连，主生殖。《素问·上古天真论》所说：“肾者主水，受五脏六腑之精而藏之”，“经水出诸于肾”。《傅青主女科》中说：“且经原非血也，乃天一之水，出于肾中，是至阴之精而至阳之气，故其色亦红似血，而实非血，所以谓之天癸。”由此可见，肾与月经的关系非常密切，肾气充盛、肾精殷实是月经产生的前提，所谓“肾气盛”则“地道通”。

历代医家将月经病产生的病因病机多归为肾的功能失调，肾虚而致阴阳失调是导致月经病发生的主因。如肾气虚，封藏失司，精不化血，冲任血海匮乏，可发生闭经、月经后期、月经过少等，冲任不固，可导致月经先期、月经过多、崩漏等。肾阳虚衰，则无力温煦、气化，不能温暖胞宫，而致闭经等。肾阴不足，精血无以所化，血海不能按时满溢，可发为闭经、月经后期等，若阴虚内热，热伏冲任，迫血妄行，尚可致崩漏、经间期出血等。由此可见，肾的功能失调可直接导致月经病的发生。柴教授特别重视肾之阴阳的盛衰，在对于月经病的治疗中，总结出“肾的四最”学说。

二、脾与月经病的关系

脾为后天之本，气血生化之源，脾主中气，统摄血液。脾胃互为表里，又“冲脉隶于阳明”，足阳明胃经与冲脉会于气街，故胃中水谷盛，脾气健运，血循常道，则冲脉血旺而经调。

若脾虚则气血生化乏源，血海不能按时满溢，多致月经过少、月经后期、闭经等；统摄无权，则冲任不固，血溢脉外，发为崩漏、月经过多、经期延长等；脾失健运，湿邪内生，壅滞冲任，亦可致月经过少、闭经等。

柴教授在月经病的治疗中非常重视“二阳致病”理论。《素问・阴阳别论》言:“二阳之病发心脾，有不得隐曲，女子不月。”阳明为多气多血之脏，若二阳不足，则气血亏虚，血海无以为继，可见闭经、月经量少等疾病；若二阳传导功能失常，浊热积聚，热入血海，一则热迫血下行，而见月经先期、崩漏等病；二则热伤阴血，心失所养，而心生脾，故脾的运化失司，从而二阳的积热加重，这种过程循环往复，可致各种月经病的发生。

三、肝与月经病的关系

肝藏血，由脾胃化生的血液，除了营养全身外，其余部分皆藏之于肝，再下注于冲脉，司血海定期蓄溢，形成月经的来潮。肝经与冲脉交会于三阴交，与任脉交会于曲骨，与督脉交会与百会，因此肝通过冲任督脉与胞宫相通，使其藏泻有序。《血证论》中说："肝为藏血之脏，血所以运行周身者，赖冲、任、带三脉以管领之。而血海、胞中，又血所转输归宿之所，肝则司主血海。"可见肝与血海、胞宫关系密切。肝肾又同居下焦，乙癸同源，木水相生。肾藏精，肝藏血，精血本同源而互生。

此外，肝主疏泄，与风气相通，调畅气机，气行则血行。《医林绳墨·妇人调经论》中提到："妇人得阴柔之体，以血为本。盖阴血如水之行地，阳气若风之旋天，故风行则水动，气畅则血调，此自然之理也。"

柴教授认为，现在社会环境复杂，生活节奏快、变化多，特别是妇女的生活压力和社会压力都在增加，情志拂郁为多，由于其特殊的生理特性，更易为情志所伤。七情所伤，首先累及肝。情志抑郁，或暴怒伤肝，肝失条达，疏泄不利，气机不畅，日久血行不畅，瘀血内生，或肝阴损耗，阴血不足，都会引发月经病。似《傅青主女科》说："妇人有经来续断，或前后无定期，人以为气血虚也，谁知肝之郁结乎！"

四、心与月经病的关系

心主血脉，心气有推动血液在经脉运行的作用。《素问·评热病论》指出"胞脉者，属心而络于胞中"，心又通过胞脉与胞宫相通。《石室秘录》指出胞宫为"心肾接续之关"，心气下通于肾，心肾相交，血脉流畅，月事如常。

心气虚，则水泛滥而灭火，心火不能与肾水相交，则肾气不能独化。心火盛，如果没有肾水的承制，则火无制而炎上灼金，使母伤而不能生肾水之气。

五、肺与月经病的关系

肺为华盖，朝百脉而输精微，主一身之气，五行属金，为水之上源，下达精微于胞宫。《素问》曰："肺者，相傅之官，治节出焉。"《灵枢》云：

“……化其精微，上注于肺脉，乃化而为血，以俸生身。”而女子以血为本，经孕产乳均离不开血海殷实的基础，因此肺同样参与月经的产生。且肺与肾乃是金水相生，母病可及子，柴嵩岩教授在遣方用药时同样注重固护肺气，提出“补肺启肾”理论，补金以滋肾水，达到补肺益肾之功，亦有丹溪“提壶揭盖”之意，可通调一身之水液。

月经的主要成分是血，而血生化于脾，统摄于心，宣布于肺，贮藏于肝，疏泄于肾。柴教授认为，妇人的月经以血为形式，来源于脏腑，五脏六腑功能正常，精血充盛，其有余之血注入血海，冲脉有继而“月事以时下”，若脏腑功能失调，则月经病随之发生。

第二章　辨证特点

第一节　问诊详细求病因

柴嵩岩教授在临床诊疗中，特别重视病因的询问。病因是指导致疾病发生的原因，包括致病因子和条件。柴老认为，疾病的发生不是单方面的，往往是多种因素的综合作用。比如病人本身的体质因素，可归为内因；也包括外界的环境因素，归为外因。比如患者素体脾气虚弱，久居湿地，或涉雨赶寒，导致外感寒湿之邪，更加损伤脾气，最终脾虚湿盛，阻滞冲任气机，可发为闭经、带下、不孕等。

因此，柴老在问诊时除了常规询问疾病的发生发展过程、治疗经过、主要症状、伴随症状等，还要详细询问其病因。她所指的病因既包括患者自身体质形成的基本因素，如先天因素、后天喂养、生活习惯等，也包括导致疾病发生的诱发因素，比如减肥、劳累、生气、惊吓、药物等。

现今很多年轻女性特别在意自己的身材，很多人以瘦为美。不少女孩儿节食、大量运动，或是服用减肥药来减肥。而殊不知，过分节食导致水谷精微摄入不足，后天失养，日久必然损及先天而使脾肾不足，冲任血海不充，引发月经异常。临床和实验室资料早已肯定，饥饿或慢性营养不足时，垂体的重量和功能都可能发生改变，可继发性腺、甲状腺、乳腺等多方面的功能障碍。有些内分泌失调，如多囊卵巢综合征患者，多形体偏胖，为了快速减肥她们往往进行过量的剧烈运动。可是柴老认为，这类患者多是脾肾不足为本，痰湿结聚为标，剧烈运动使患者大汗淋漓，伤阴耗气，会加重本来的虚证，适得其反。因此，对于此类病人，柴老会劝其适度活动，建议晚饭后散步或快走，不主张剧烈运动，告诉患者如果内分泌改善了，体型自然也会改善。服用减肥药物更是不可取，多少教训表明，减肥药物可以导致排卵障碍、月经异常，甚至闭经的发生。

在询问病史时，我们要非常注意患者的用药经过，不仅仅是妇科相关疾病，其他既往疾病也要详细询问，不能遗漏。不仅是减肥药物，还有一些毒性药物对卵巢的损害有时是不可逆的。例如有一位卵巢早衰的患者，曾患有风湿性关节炎，服用了一年的雷公藤，后发生闭经，经检查发现促卵泡刺激素已经达到 80mIU/mL 以上，其造成的卵巢早衰，治疗的难度非常大。

情志因素对月经的影响很大。《素问・阴阳应象大论》中说："喜伤心，怒伤肝，思伤脾，忧伤肺，恐伤肾。"经本阴血，心主血藏神，过喜则心气涣散，血脉无所主。肝主疏泄，恚怒伤肝，肝气郁结，肝血暗耗，气机不畅，气行则血行，气滞则日久生瘀。思则气结，结于心而伤于脾，柴老对"二阳之病发心脾，有不得隐曲，女子不月"认识透彻。忧伤悲哀损伤肺气，肺为水之上源，是水谷精微输布的重要环节，与肾成金水相生的关系，因此肺气伤一样会影响月事的来潮。惊恐直接损伤肾，有一次，有个病人就是因为去庙宇，碰到一个算命的说她一年之内定有大劫，过不去说不定就没命了，结果受到惊吓，导致闭经。因恐为肾所主，恐则气下，耗及肾气。《素问・五运行大论》："其志为恐，恐伤肾，思胜恐。"肾气盛是月经来潮的前提条件，肾气耗伤，则经血停闭。因此，柴老在对此病人的治疗上，着重培补肾气，同时养血活血行气，不久病人恢复了月经。

另外，柴老在问诊时还特别注重询问饮食习惯，比如：幼年是否常吃鸽子、小虾米，柴老认为这些都是兴动肾阳的食物，幼童过食这些食物有导致性早熟的可能。一些高热量快餐、饲养动植物时的污染等，均会对内分泌造成一定的影响，加之诱发因素，就有可能致病。柴老在询问病史时，常常要询问其生活环境，有些地域的特殊饮食习惯是某些疾病的高发因素。如四川喜麻辣，湖南好辣椒，山西多吃酸食等等。

一些疾病有遗传倾向，因此，在问诊时要询问家族史，考虑其遗传因素。有些月经不调的患者的亲属中，也有同样的病史；经统计，多囊卵巢综合征患者亲属中糖尿病和高脂血症的发生率较高。要注意母亲怀孕时的饮食及特殊接触史等。

近年来，有些年轻女性性生活过早或多次人工流产等手术，导致耗阴伤血，或术后调养不足而致血海中无有余之血灌注，而月经停闭。《妇人大全良方》也有“妇人月水不通，或因醉饱入房，或因劳役过度，或因吐血失血，伤损肝脾。”由此可见，肝、脾之耗伤，又可为肾虚血亏之诱因，互相关联，互为因果，致使疾病发生。

总之，病因是导致疾病发生的关键因素，了解病因往往是疾病治疗的根本。治疗时不仅要对刻下症进行治疗处理，也要针对病因用药，消除致病的根本因素，以达到事半功倍，药到病除。

第二节　重视舌诊抓本质

舌诊最早在《内经》中就有记载，是通过观察舌象以了解人体生理功能和病理变化的中医诊察方法之一，是中医四诊中最重要的诊断依据之一。柴老特别重视舌象在临证中的作用，是柴老辨治的重要依据。而柴老对舌象的研究，源于20世纪60年代一个特殊的门诊病例。一个有四次无脑儿女婴生产史患者的第五次妊娠，许多医院建议其行人工流产术，患者抱着最后的希望找到柴老，柴老当时认为：用中药让无脑胎儿有脑，那是无稽之谈，不科学，但通过中药的调理，改善胚胎赖以生长的环境，在妊娠早期是可以一试的。患者就诊时的舌象柴老记忆犹新，舌体似牛腰，肥大，舌面光，无舌苔，以舌象为突破，柴老以利湿健脾、补肾安胎为法，以五皮饮为主方，最终患者生育了一个健康女婴。从此以后的50多年中，柴老自述自己临床尤重舌象，常常舍症舍脉，而从舌象。

清代以前，对舌苔的颜色及厚薄等形质变化描述得较为详尽，对舌质的颜色论述较少，如蓝舌、绛舌、淡白舌都是在清代以后出现的。直到清代中晚期，随着温病学的发展，开始提出区分舌质颜色与舌苔颜色的必要性。《知医必辨》中指出："前人之论舌诊详矣，而只论舌苔，不论舌质。非不论舌质也，混苔与质而不分也。"后世医家将舌诊中舌色的辨别不断细化，舌质的颜色往往代表了五脏的虚实寒热，《辨舌指南》说："辨舌质，可决五脏之虚实。"中医理论认为舌质以反映五脏的病变为主，侧重血分；舌苔以反映六腑病变为主，侧重气分。章虚谷说："舌苔由胃中生气所现，而胃气由心脾发生。故无病之人常有薄苔，是胃中之生气，如地上之微草也。"（《伤寒论本旨·辨舌苔》）中医学认为，舌苔为胃气所蒸化，舌为脾胃之外候，舌象不但能够反映出疾病的寒热虚实，而且能够反映出病变的性质、程度及转归。

柴老当年跟诊蒲辅周老先生时，蒲老认为：从某种意义上说舌象重于脉象，因脉象受情绪、环境、年龄等影响较大；另一方面，舌象与脏腑关系密切。柴老在繁忙临床诊治的同时，积累了大量的舌象资料。柴老临床辨识舌象，以观察舌质、舌色、舌形、舌苔为主，以舌质、舌形、舌色判断脏腑虚实寒热和气血津液盛衰，以舌苔判断胃气的虚实。以临床跟师常见舌象为例总结柴老根据舌象辨证用药的经验。

一、正常舌象

正常舌象是舌色淡红，舌体不厚不薄，薄白苔，舌苔分布均匀。如就诊患者见正常舌象，说明所患疾病病程短，且治疗当属易治之证。

二、舌质的临床意义

1. 嫩舌

嫩舌为舌色浅淡，舌质纹理细腻，浮胖娇嫩，虚证为多见。《辨舌指南》指出："浮胖娇嫩，不拘苔色灰、黑、黄、白，病多属虚。"舌嫩多责之于脾肾不足，治以益肾健脾、益气养血为法，常用药物如枸杞子、菟丝子、茯苓、山药、当归、生麦芽、香附等。

2. 老敛舌

老敛舌是柴老从自己的临床观察中总结出来的一种舌象，可见舌质坚敛苍老，纹理粗糙，有时表面出现裂纹。出现这种舌象多因气血津液不足，不能上达充养舌体，同时由于阴血不足，内热较重而成。治疗上滋阴养血与清热并举，柴老临床常用北沙参、夏枯草、地骨皮、丹皮、旱莲草、女贞子、合欢皮、莲子心、石斛等药，柴老告诫我们对此舌象选择药物要避免辛散、温燥之品，以免耗气伤精。

3. 点刺舌

舌上有很多红刺群凸出舌面，好像草莓的果实一样。点刺舌主脏腑热极，或为血分热盛。舌红而生芒刺，多为气分热盛；点刺色鲜红，多为血热内盛，或阴虚火旺，治以清热凉血之法；点刺色绛紫，为热入营血而气血壅滞，治以清热凉血，更加入凉血解毒之品。舌尖生点刺，多为心火亢盛，治以清心泻火；舌边有点刺，多属肝胆火盛，治以清热燥湿；舌中生点刺，多为胃肠热盛，治疗多以清胃泻火为主。

4. 裂纹舌

舌面见多少不等、深浅不一、形状各异的裂纹，称裂纹舌。《辨舌指南·辨舌之质本》认为，平人之舌无纹，有纹为血衰，裂纹多少深浅反映血衰之甚微。在健康人群中大约 0.5% 的人舌头有先天性的裂纹，称先天性舌裂，属于正常舌象。患病者的裂纹舌舌面有明显的沟裂，而沟裂中并无舌苔覆盖。此舌象一般由于精血亏虚，或阴津耗损，舌体失养，舌面萎缩所致。根据患者舌质舌苔不同，又分为多种不同证型。舌色红绛且有裂纹，多因热盛伤阴。柴老认为，此型治疗时一方面要清热，釜底抽薪；另一方面则需注意固护阴液，加入滋阴润燥之品。脾虚湿盛则舌质淡白胖嫩，边有齿痕，又有裂纹。治以健脾渗湿。

另外，裂纹舌指舌质之裂纹，也指舌苔之裂纹。在辨证时，应从苔的干润来辨，若因干而裂，为外感疾病热灼津伤，燥热严重；若苔上有津而裂，多为气虚所致。

三、舌色的临床意义

1. 淡舌

淡舌其色比正常舌要浅、淡，主气血两虚或阳气不足，为气血亏虚，血不荣舌，或因阳气虚衰，运血无力，不能载血上充舌质所致。《舌鉴辨正》认为，淡白舌是“虚寒舌之本色”。

临床见淡舌仍需结合具体病证细分之。如多囊卵巢综合征患者，柴老认为多数患者为脾肾不足型，多以舌淡、脉细为特点，治疗当以健脾补肾、除湿养血为法；闭经患者见此舌，应以健脾补肾养血为主，待血海充足，脉见滑象且有力，方可因势利导而活血通经，否则不辨证而见“闭”则活血破血通经，易犯“竭泽而渔”之过。对于慢性炎症见此淡舌者，断不可见“炎症”即清热解毒。清热解毒药多为苦寒之品，易伤阳气，阳虚寒凝更甚，气血凝滞不通，使腹痛等症状加重。因此，对于淡舌，柴老临床常用夏枯草、薏米、冬瓜皮、炒蒲黄、当归、茜草、乌药、路路通等健脾利湿、养血活血通络之品。此类患者若伴有便秘，可用当归、郁李仁、肉苁蓉等养血润肠通便，而不用瓜蒌，因其味甘，性微苦寒，恐其滋腻伤阳生湿。若崩漏患者见淡舌，可加黄芪、太子参以益气固冲，若无出血，则太子参足矣。

2. 紫暗舌

舌紫暗多为气滞、血瘀、湿浊阻滞而导致气血运行不畅之象，为本虚标实之征。可见于妇科临床各种疾患。而柴老认为临床瘀滞可从舌象来辨认，而妇科瘀滞的用药非一概活血化瘀，应结合患者的具体病症及患者的月经周期。如崩漏患者出血期舌暗明显，治疗则当固冲止血与化瘀并用，药用生牡蛎、覆盆子、莲须、侧柏炭等固冲止血的同时用三七、蒲黄炭、茜草炭化瘀止血；而盆腔炎症见舌暗，但患者经期正常，非经期用药可重用活血化瘀之品。

3. 红舌

红舌主内热或阴虚。临床卵巢早衰者多见此舌，慢性盆腔炎患者或应用大量性激素药物治疗后，此舌亦属常见；小儿性早熟多见舌尖红。

卵巢早衰患者见此舌多为阴血不足、阴虚内热，可用瓜石汤以养阴清热、活血通经为法治疗，药用瓜蒌、石斛、玄参、麦冬、瞿麦、车前子、益母草、牛膝等。

慢性盆腔炎患者见舌红，多为下焦湿热瘀结，柴老多以清热利湿化瘀为主，药用金银花、土茯苓、野菊花、紫花地丁、茜草、香附、益母草等，此时需注意患者的月经周期，切不可一味清热解毒，否则过于寒凉可能影响正常的月经周期。

若舌红而肥者，清热的同时一定要结合患者的年龄和具体病史，若为“五七”之年，又有多次流产史，此热多为虚热。若盆腔炎见此舌象，除湿的基础上佐以清热，可用萆薢、柴胡、夏枯草、瞿麦、泽泻、莲子心、冬瓜皮等，不用白芍等酸敛之品，因其舌肥提示有湿热其中。

4. 绛舌

舌绛是阴虚血热的表现，若舌心干燥，则是营热伤津的表现。

四、舌形的临床意义

1. 瘦舌

舌体比正常舌瘦而薄的，与其体形不符，称为瘦舌。随着生活条件的改善，此类舌象临床已少见。瘦舌多因先天脾肾不足致气血阴液不足，不能充盈舌体；或因后天各种因素所致心脾不足，气血生化乏源，舌失濡养所致，是体虚的表现。在妇科常见于多产（多次人流术等）、房劳过度、滥用药物等因素所致伤血伤肾。故见此类舌象，说明病程较长，临床治疗当以养为主。若舌体瘦薄而色红绛，多见于津液耗伤，阴虚火旺，治疗时注意不可过用温热补益之品，以防其热性更加耗伤阴液；若舌暗而瘦，提示体内有瘀血，虚实夹杂，在滋养的基础上可加当归、月季花等以养血活血；若舌瘦而淡，此舌提示为气血严重不足，柴老强调“即使多年没有月经，也不可急于通经”，治疗分两个阶段：先以健脾益气补肾为主，培补元气，佐以活血，待气血充足，再以活血通经为主，佐以补肾。

2. 胖大舌

胖大舌是舌体比正常舌体宽且肥厚，有些伸舌满口。柴老认为，此类舌象多因水湿痰饮停聚所致，凡见舌体胖大者，体内必有湿邪。胖大舌常与齿痕舌并见，舌体胖大而嫩，边有齿痕，色淡，多由于脾虚水湿运化失常，水饮痰湿阻滞，用药时宜健脾益气、温阳利湿为主。若舌体胖大而色暗，则体内阳气不足更甚，而气虚运血无力，日久形成瘀血阻滞，治疗时除温阳健脾，还应化瘀除湿。若舌体胖大而舌色绛红，则可能有热象，湿邪与热邪搏结而致病，治疗时应清热除湿为主。

3. 齿痕舌

舌的边缘见牙齿痕迹称为齿痕舌。柴老认为，齿痕舌多因舌胖，即舌体较正常者稍肥大而受齿缘压迫所致，多属脾虚。若舌质淡白湿润，多为脾虚有寒湿壅盛，治疗时以益气健脾，行气化湿为主。若舌质暗淡有齿痕，体内为阳气亏虚，肾阳不足为主，故治疗时应考虑温阳化气之法。

五、舌苔的临床意义

1. 剥脱苔

舌尖剥脱，提示心经、脾经有虚热，治疗当泻脾热、清心火为法，药用莲子心、连翘清心火，知母泻脾热，兼用北沙参、百合等养阴之品；舌根苔剥脱，提示肝肾之阴已伤，以滋补肝肾为法，但重在补肾，药用熟地、女贞子、旱莲草、首乌等，同时佐以枳壳理气化滞，防其滋腻碍胃；若剥苔见于舌之两侧，多为肝胆有热，加用郁金、白芍、丹皮等养肝之品；若舌心剥脱苔，提示胃阴亏损，加用玉竹、石斛。舌绛又见苔剥脱，多次流产肾阴已伤又合并盆腔炎者多见，此时用药应在清热解毒的基础上活血、补肾，其中补肾为佐，考虑因其阴血已亏，故不用鳖甲、三棱、红花等破血之品，可酌加瞿麦、夏枯草、土茯苓、知母、玉竹等药。

2. 滑苔

舌面水液过多，甚至伸舌涎流欲滴，为滑苔，多为脾肾亏虚，阳虚水泛之像。结合舌质情况，随证加减。如病程日久，见舌淡而苔滑，以温补脾肾为主，可用肉桂、菟丝子、杜仲等益肾温阳之品，辅以山药、白术、茯苓、党参等以增健脾之功。若肾阳不足之带下病，可见带下清稀如水，舌淡苔滑，应温肾助阳，可加入肉桂以温肾补火以除湿。

3. 燥苔

舌苔干燥缺少津液，称为燥苔。燥苔多见于热盛而阴伤。舌苔干燥而色黄者，为胃热炽盛，损伤津液。舌苔干燥而色黑，为热极阴伤。若舌苔干燥色黑而且有刺，则属热极津液枯竭。在遣方用药时，一定避免使用苦寒清热之品，因其性燥伤阴，导致阴液进一步损伤，故应用清热濡润之品，一举而两得。

4. 腻苔

多由湿浊内蕴、阳气被遏所致。舌中根部见腻苔，多为湿浊阻滞于中下焦，此时当健脾化浊。柴老化湿用药因季节而异，夏季见此舌，因其多兼夹暑湿，多用藿香、佩兰、香薷等，但用量宜小，一般 3 ～ 5g，否则患者易汗出，反而伤阴。若冬季见此舌，寒湿居多，可用半夏、陈皮、扁豆之类以理气化湿。苔见黄腻，多用茵陈、荷叶、茯苓等清热化湿，少用苦寒燥湿之品，如黄连、黄柏，因其苦燥之性易伤阴津，与女性生理病理特点相悖。

5. 黄苔

黄苔主里证、热证。淡黄苔热轻，深黄苔热重，焦黄苔为热结，嫩黄苔多属虚热。黄苔多分布于舌根或正中沟部位，也可布满全舌。黄苔常与白、灰、黑苔等同时兼见，每种苔色又有厚薄、润燥、腐腻等不同表现。从而形成多种形态的舌象。因此，其临床意义也各不相同，如舌苔微黄而薄，为邪浅中虚；深黄而厚腻，为湿热较盛；黄厚不燥，多为冷酒或冷食或厚腻之食相夹而成。

6. 灰黑苔

灰即苔浅黑色，多由白苔晦暗转化而来，也可与黄苔同时并见。苔色呈浅黑色为灰苔，苔色呈深灰色为黑苔。白腻灰黑苔主阳虚寒湿、痰饮内停。黄腻灰黑苔见于湿热内蕴，日久不化。焦黑干燥苔见于热极津伤之证。苔灰而润见于痰饮内停，或为寒湿内阻。灰苔兼见黄苔多主热。灰苔滑腻则是邪热传里夹宿食未化的征象。黑苔较灰苔色深，多由灰苔或焦黄苔发展而来。若苔黑而燥裂，甚则生芒刺，多为热极津枯；若苔黑而滑润，多属寒盛阳衰。此类舌苔在妇科临床不常见，间或有之，多为年老患者。

第三节　注意脉象审盛衰

柴老诊病，望舌诊脉为其另一特点。柴老临床中经常向学生强调，必须精通脉理、熟练掌握诊脉技巧及演变规律，方能认证准确，立法处方心中有数。临证遇到特殊脉象，常常手把手教我们体会，并用提问的方式了解我们掌握程度。当然，冰冻三尺，非一日之寒，柴老的诊脉技术还需要我们在实践中反复体会、验证，方能真正达到“心中已了，指下亦明”。

从脉象的生理基础看，脉象的形成与脏腑气血密切相关，如“心主血，其充在脉”“脉为血府”“肺朝百脉”。脾胃为气血生化之源，脾主统血；肺主气司呼吸，肺气的敷布将血液布散全身；肝藏血，且主疏泄，可以调节循环血量；肾藏精，精化气，是生成血液的物质基础之一。所以五脏六腑功能损伤，气血津液会发生改变，导致脉象的变化。“女子以血为本”，柴老认为孕妇脉象反映了胎气和孕母的状况，好脉象反映的是血海充足。脉象在指导处方用药、判断预后上起着不可替代的作用。

一、对妊娠病的指导意义

在妊娠病中，柴老通过脉象指导用药的同时，还根据脉象判断预后。如妊娠的主脉为滑脉，脉象滑而有力，多主胎气旺盛，预后较好；脉象虽滑但无力，一般考虑胎气欠佳，有发生流产的可能。但柴老特别强调，脉象有个体差异，需因人而异。如脉象滑而无力，出现在初次妊娠且年龄较轻的患者，说明肾气不足，有发生流产的可能，处方应全力保胎，同时嘱患者尽量卧床休息，饮食清淡营养，勿食辛辣、温补、动血之品。但若同样的脉象见于年龄偏大，且有多次流产或生产史的患者，孕母气血本已亏虚，脉滑而无力与其病史、年龄相符，当属正常脉象，不必过于紧张。

脉象对于同病辨证有重要的指导意义。妊娠病固然以益肾安胎为宗旨，但也应根据具体情况有所偏重。胎漏或胎动不安的患者如见脉象滑数有力，提示血海有热，胞宫不宁，治疗当以清热固冲为主，佐以益肾安胎之药；若脉象细滑无力，则当以益肾安胎为主，佐以固冲止血，方中应覆盆子、菟丝子同用，其中覆盆子剂量要大，以增加其固性。

脉象的变化，同样预示疾病的转归。如患者治疗前，脉象细滑无力，治疗后脉象无好转，此时勿盲目保胎，应建议患者行B超等相关检查，除外胚胎发育停止的可能。相反，经治疗患者脉见沉滑有力，说明胎气较旺，预后较好。

二、对月经病的指导意义

对闭经患者，柴老常根据脉象判断阴血的受损程度及治疗的难易。如初诊患者见脉为沉滑有力之象，说明患者血海未受损，病情轻浅，病程短，疗效较好且疗程较短。若脉见沉细无滑象而见涩象，为血海受损严重，治疗相对困难，且疗程较长，处方多以阿胶珠、黄精、当归、熟地、女贞子、旱莲草、石斛等滋阴养血药为主随证加减，勿急于活血通脉，否则重伤阴血，病情反重。若经过治疗，脉象由沉细逐见滑象，此为血海渐复，可酌情加大活血药的比例，如加用桃仁、益母草、丹参、苏木、茜草等，以期因势利导，“水满则溢”。

对崩漏患者，脉象指导着治疗原则的“治标”或“治本”方向。崩证自当急则治其标，而漏下不止时，该固涩亦或通因通用，换句话说，该“澄源”、或该“复旧”全在指下一念之间。崩漏患者多病因病机较复杂，虚实夹杂，或因血海伏热，热迫血行，或瘀血阻滞，旧血未去新血不生，或气虚不固等。如患者大出血之后，脉仍滑数，但重按无力，为阴血亏虚，阴不敛阳之象，当益气养阴，清热固冲；若阴道出血淋漓不尽，脉见弦涩，考虑当有瘀血阻滞，血不循经，此时若患者一般情况较好，当活血化瘀止血。总之，脉证相符为易治，脉证不符，当三思。

第四节　结合基础体温看周期

一、关于基础体温

自 1904 年 Van de Velde 发现基础体温（BBT）与卵巢功能的关系后，由于其方法简单、易行，已被广泛应用，尤其在不孕不育诊治中为不可缺少的检查方法之一。所谓 BBT，是指在基础状态下测得的体温，又称“静息体温”。从基础体温的变化可以了解卵巢功能。BBT 有单相和双相之分，正常妇女每月有排卵，在排卵前卵泡期的 BBT 维持在较低水平，排卵后由于孕酮作用，BBT

大约上升 0.3 ～ 0.5℃，一直维持到下次来月经，这样的体温变化称为“双相体温”，如未发生排卵，则体温在月经中期没有升高，称为“单相体温”。

BBT 的变化与月经周期密切相关，而月经周期是否正常，决定于气血是否充盛，冲任、胞宫的功能是否正常。所谓“有诸内必形诸外”，BBT 实质上是体内气血阴阳变化表现于外的一种反应。目前，结合 BBT，在月经周期的不同阶段，通过辨证施治配合经验用药以达到促排卵、改善黄体功能、助子宫内膜剥脱等的相关研究常可见于各种临床报道。而对中药疗效的评判，BBT 的变化也是重要的客观依据。

二、根据基础体温的用药特点

柴老将 BBT 运用到临床已有数十年。柴老门诊患者多为不孕不育及月经失调，均要求患者监测 BBT，并以此指导用药及同房、估计病程、判断疗效等。

临床上 BBT 个体差异很大，变化复杂。为便于叙述，将 BBT 根据基线温度水平分类，可分为 BBT 基线偏高（一般低温相高于 36.5℃，或高温相高于 37℃）和 BBT 基线偏低（一般低温相低于 36.2℃，或高温相低于 36.7℃左右）；从 BBT 的形态，可分成单相和双相异常两大类，其中单相 BBT 为无高温相；异常双相 BBT，为 BBT 虽有高温相，但高温期短（＜ 12 天），或呈坡型上升或下降（上升或下降＞ 3 天），临床表现为月经先期、经期延长或经间出血。

1. BBT 基线偏高者

常见于不孕或月经失调合并子宫内膜异位症、盆腔炎、子宫内膜结核、甲亢等病的患者。针对这类患者，临床诸多医家从血热或阴虚内热论治，故药多用苦寒清热解毒或甘寒滋阴养血之品。柴老认为 BBT 基线高，其本质为肾阴不足，阴不敛阳，虚阳上越，单纯清热或滋阴效果欠理想。柴老治疗此类患者常用药对——熟地、桃仁和淫羊藿。熟地味甘，性微温，补血养阴，填精益髓，尤擅大补肾阴，以敛虚阳；桃仁味苦，性平，入血分，有引阳入阴之妙；淫羊藿味辛、甘，性温，以从其性，走血脉，鼓动气化。三药配伍补阴潜阳，BBT 得以恢复正常。热象明显者，可加清热滋阴之品，以佐淫羊藿之温性。

【典型医案】

孙某，女，24 岁，已婚。2008 年 12 月 20 日初诊。

初诊：2 次胎停育，清宫术后 3 月。患者 13 岁初潮，月经 5 ～ 7/33 ～ 35 天，量中，无痛经，孕 2 产 0，2007 年 3 月、2008 年 9 月两次胎停育后清宫，现避孕中。外院就诊嘱测 BBT 为双相，低温相基线在 36.8℃左右，高温相在 37.3℃左右，检查结核菌素试验（－），但因体温偏高，建议抗结核试验性治疗，患者拒绝。后服中药治疗，无明显改变。LMP：2008 年 11 月 20 日，无不适主诉，二便调，舌暗红苔略厚，脉细滑无力。

处方：熟地 10g 桃仁 10g 淫羊藿 6g 冬瓜皮 20g
莲子心 3g 金银花 12g 百部 10g 黄连 3g
女贞子 15g 桑寄生 15g 阿胶珠 12g 青蒿 6g
车前子 10g
20 剂，月经第 5 天服。

二诊：2009 年 1 月 20 日。LMP：2008 年 12 月 27 日，现 BBT 典型上升 5 天，低温基线为 36.6℃，高温相 36.9 ～ 37.0℃，舌苔厚，脉细滑。

处方：菊花 10g 合欢皮 10g 川断 12g 茵陈 10g
扁豆 6g 枳壳 6g 夏枯草 10g 白芍 10g
地骨皮 10g 钩藤 10g 旱莲草 20g
7 剂。

体会：患者外院就诊，已检查除外结核可能，但建议抗结核试验性治疗，患者拒绝，遂寻求中医诊治。既往中药多为清热解毒化瘀之品。柴老诊后认为患者肾阴不足为其本，用药对淫羊藿、桃仁和熟地；但清宫术后大量进补，舌象提示湿浊停滞，蕴而化热，故治疗当扶正与祛邪兼顾，用冬瓜皮、黄连、青蒿、车前子、金银花等清热祛湿，效果显著。

2. BBT 基线偏低

BBT 基线偏低临床辨证以脾肾不足者较为多见，乃脾虚运化失司、气血生化无源，肾虚气化不足、鼓动乏力的表现。柴老多年观察此类患者治疗周期较长，见效较慢，故常告诫学生：基线偏低而双相的患者，当嘱其勿急于试孕，否则受孕后因胎失所养而易胎停育或流产；基线偏低而单相，闭经或月经稀发者常见，此时医者勿急于动血，治疗当以健脾补肾养血为主，常用太子参、阿胶珠、枸杞子、菟丝子、川断、桑寄生、当归、黄精等，待 BBT 有上升趋势，气血充盛而脉见滑象时，再配以温动、通利之品，如蛇床子、桂枝、三棱、丝瓜络、薏米等，以水到渠成。治疗过程正如柴老常用的比喻：杯子里无水，即使覆杯仍无水，而杯子水满，外力稍推之，则倾泻无余。为医者所为，非覆杯之举，用药乃助杯中水满，不过一“推”之功而已。

3. BBT 单相

BBT 单相临床最常见于闭经和崩漏，根据其波动的幅度，可大致分为 BBT 单相平稳和 BBT 单相波动，波动与生活不规律密切相关，但其临床意义还需进一步观察，因此记录于 BBT 表格上的各种信息尤为重要，常常是辨证用药的依据。如崩漏患者出血时间及出血量的变化；闭经患者治疗过程中带下质和量的描述和变化；有生育要求的患者，一是指导其同房时机，二是根据同房时间指导用药，如闭经不孕患者，出现带下增多、BBT 突然上升时，嘱患者把握“的候”，及时同房，增加妊娠机会；若 BBT 升高一周内，柴老用药不忌讳活血通络之品，常用桃仁、当归、丝瓜络、路路通等，但服药不超过一周；若 BBT 上升已过一周，则常建议其经后服药，以避免妊娠禁忌药的误用等。

【典型医案】

吴某，女，33 岁，已婚。2010 年 3 月 9 日初诊。

主诉：未避孕未孕 5 年，闭经 1 年。既往月经 5 ～ 6 天 /2 ～ 6 月，量少，孕 1 产 0，2002 年人流 1 次。LMP：2009 年 3 月 2 日，2009 年 7 月宣武医院查女性激素 LH 19.35mIU/mL，FSH5.37mIU/mL，E2 49.35pg/mL，T 88.16ng/dL，诊为“多囊卵巢综合征”，双乳有毳毛。现闭经1年，带下少，妊娠相关检查均为阴性。舌淡暗，脉细滑。

处方：车前子 10g　菟丝子 15g　白术 10g　茯苓 10g
茜草 12g　丹参 10g　薏米 12g　杜仲 10g
夏枯草 10g　浙贝母 10g　川芎 5g　女贞子 15g
郁金 6g
7剂。

二诊：2010年3月23日。LMP：2009年3月2日，BBT不稳定。舌暗，脉沉细无力。

处方：阿胶珠 12g　川断 15g　川芎 5g　茵陈 10g
桃仁 10g　益母草 12g　百合 12g　地骨皮 10g
菟丝子 20g　香附 10g　生草 5g
20剂。

三诊:2010年4月13日。LMP:2009年3月2日,BBT上升趋势，舌暗，脉细滑。

处方：当归 10g　川断 15g　川芎 5g　益母草 10g
首乌 10g　夏枯草 10g　香附 10g　月季花 6g
桃仁 10g　车前子 10g　杜仲 10g
7剂。

四诊：2010年5月25日。LMP：2010年4月21日，BBT经前不典型双相，现BBT上升11天。舌暗红，脉沉滑。2010年4月22日女性激素：FSH 5.88mIU/mL，LH 4.51mIU/mL，E2 59.13pg/mL，T 65.9ng/dL。

处方：覆盆子 15g　当归 10g　川芎 5g　坤草 10g
阿胶珠 12g　香附 10g　白术 10g　茯苓 10g
远志 5g　杜仲 10g
月经第5天开始服20剂。

五诊：2010年7月20日。LMP：2010年5月30日，现BBT上升26天，尿HCG（+）。舌暗红，脉细滑无力。

处方：覆盆子15g　侧柏炭12g　大小蓟炭15g　椿皮5g
　　白芍10g　旱莲草12g　苎麻根6g　藕节12g
　　菟丝子15g　荷叶10g
　　7剂。

体会：此例为典型的脾肾不足型多囊卵巢综合征，初诊中，因无BBT的资料，治疗以健脾补肾、化痰通络为法，药用菟丝子、女贞子、杜仲补肾，白术、茯苓、薏米健脾祛湿，车前子、夏枯草、浙贝母化痰通络，痰凝则血滞，故少用血分药郁金、茜草、川芎活血化瘀，且处方7剂。二诊中BBT为单相波动，在益肾养血的同时，明显加大血分药，如桃仁、益母草、川芎以增强活血化瘀之力。三诊时BBT有上升趋势，脉细滑提示血海渐充，柴老药用当归、川芎、益母草、桃仁、车前子、杜仲等以达顺水推舟之效。四诊BBT已上升11天，处方嘱其月经第五天服，一则避免患者如为妊娠所用药物可能有不当之处，二则月经第五天为旧血当去，新血再生的相对平和阶段，处方用药也相对平稳，以补肾养血为主，兼以活血通络。五诊BBT上升26天，尿酶免试验阳性，妊娠确定，治疗转以益肾固冲安胎为主，顽疾告愈。

4. 异常双相BBT

正常BBT，通常要满足4个条件：①高温相持续时间不少于12天；②高温相与低温相相差0.3℃以上；③移行期（低温相和高温相的转化时间）小于3天；④高温相的波动小于0.2℃。其中有1项异常，即为异常双相BBT，临床表现为经期延长、经间出血、月经先期等病症，这几种病的鉴别诊断主要依靠BBT。

（1）经期延长

指月经周期、经量基本正常，经期超过7天。柴老认为经期延长还应当根据BBT区分是经前淋漓或经后淋漓。

经前淋漓指正常月经来潮前淋漓出血，可见BBT缓慢下降或BBT不下降即出血，西医学所谓“黄体功能不全”多见，柴老总结此多为脾肾不足，冲任失固，治疗在健脾益肾的基础上，尤其注意在BBT上升后加养血固冲药，气血充盛则统摄有权。此时常用的药如莲须、覆盆子、旱莲草、白芍等。

经后淋漓，为正常月经期后淋漓出血，与经前淋漓不同，BBT正常下降。西医学所谓“黄体萎缩不全”或“子宫内膜炎”常见。柴老多在月经的第3～5天辨证加用固涩药和/或止血药，如选用生牡蛎、茜草炭、椿皮、覆盆子、大蓟、小蓟、侧柏炭等。柴老临床观察发现此类患者行诊刮时，病理报告常合并内膜炎症浸润现象，提醒我们此时用药需注意：经期长者，多由于内膜脱落不均匀，或内膜炎症，以慢性炎症常见，可稍加清热解毒药，但不可过用寒凉，以防留邪，临床常选用金银花、地丁、公英等加益母草以清热解毒不留瘀。

（2）月经先期和经间出血

月经先期指月经周期提前7天以上，根据BBT可分为卵泡期短（即低温期短）或黄体期短（即高温期短）两类；经间期出血指两次月经中间的出血，西医学所谓排卵期出血。临床以肾气不足，肾失封藏或血海伏热，热扰冲任，冲任不固两种证型最为常见。卵泡期短的月经先期和经间期出血在月经的第3～5天开始用药，月经先期属黄体期短的，BBT上升即开始用药。肾气不足者益肾固冲，常用枸杞子、菟丝子、女贞子、桂圆肉、覆盆子等；血海伏热者清热固冲，常用生牡蛎、生地、旱莲草、莲须、地骨皮、茜草炭、藕节、白茅根等，其中生牡蛎和生地为清热固冲的对药，生牡蛎用量应大，在20～30g；茜草炭和莲须作为对药，以清热活血、化瘀固冲。这两型均常伴血海不足，可加当归、白芍以养血固冲。需注意的是，用药时间一般3～7天，不能过于“固”，结合BBT，即用药至BBT有上升趋势（排卵期）和/或BBT已上升7～10天（月经期前）时当因势利导，加用温动、通利之品（如前所述），不能背道而驰，否则过犹不及。

【典型医案】

董某，女，22岁，未婚。2010年1月19日初诊。

主诉：月经提前1年。患者12岁初潮，月经7/25天，量中，无痛经。2009年初来京工作后，月经5～7/15天，量少。曾口服避孕药治疗3个月，服药期间周期正常，停药后症状同前，此后中药治疗（具体用药不详），症状无缓解。LMP：2010年1月6日，PMP：2009年12月24日。主诉便秘，余无特殊不适。舌绛红苔薄，脉弦细滑。平素喜食辛辣。

处方：北沙参15g　瓜蒌20g　丹参10g　枳壳10g
女贞子15g　槐花5g　月季花6g　茵陈10g
远志5g　生甘草6g　生牡蛎10g　地骨皮10g
30剂。嘱忌食辛辣之品。

二诊：2010年2月14日。LMP：2010年2月11日，周期24天，量较前增多，BBT为不典型双相，卵泡期（低温期）短。PMP：2010年1月19日，量少。现为经期第4天。舌暗红苔薄白，脉细滑。

处方：生牡蛎20g　当归10g　川芎5g　白芍10g
旱莲草15g　覆盆子15g　莲子心3g　莲须10g
石斛15g　荷叶10g　地骨皮10g　瓜蒌20g
20剂。

三诊：2010年3月14日。LMP：2010年3月11日，量中，经前BBT为不典型双相，现BBT单相、低温。服药期间大便正常，停药后大便偏干。舌暗红苔白，脉细滑。

处方：生牡蛎15g　白芍10g　乌梅5g　莲子心3g
合欢皮10g　女贞子15g　枳壳10g　瓜蒌15g
槐花5g　大腹皮10g　柴胡3g　旱莲草15g
侧柏炭10g　椿皮5g
20剂。

体会：患者素喜食辛辣，阳明热盛，热入血海，阴血暗耗，胞宫不宁，故见月经先期、量少；而月经频发，阴血大伤，内热尤重，故治疗分两步：首诊重在养阴（北沙参、女贞子）清热（瓜蒌、槐花、地骨皮、丹参、茵陈、生甘草），兼以固冲（生牡蛎），同时特别注意配合饮食调理。二诊和三诊养阴清热固冲仍是主法。二诊时月经周期由15天延为24天，就诊时为经期第4天，治疗以养血固冲为主，药用覆盆子、旱莲草、地骨皮等，此时覆盆子量宜大，12～15g，为防留邪可加当归、川芎或益母草（量宜小，一般6g）。三诊时月经周期为28天，就诊时为周期第13天，BBT仍未上升，用药原则既不温动，也不过于敛阴，故白芍、乌梅、侧柏炭等酸敛之品与合欢皮、大腹皮、枳壳等活血行气同用。

（3）输卵管原因的不孕症

本症是指单纯因为输卵管不通、通而不畅或积水而导致的不孕。对此，柴老用药分两个阶段：首先月经第5天开始，辨证的基础上加补肾化浊、活血通络或利水之品，常选用菟丝子、杜仲、川断、桑寄生、薏米、车前子、丝瓜络、瞿麦、萆薢、茜草、益母草等；BBT上升趋势时加当归，用至BBT上升1周。柴老认为当归性温，养血而不滋腻，具有动性，与此时的卵巢生理周期特点相符，可以改善输卵管纤毛形态、助卵子运行，一定程度上减少异位妊娠的发生。此时用药必须在BBT的指导下，若BBT上升超过16天，需除外妊娠可能，避免妊娠禁忌、慎用药。

尽管BBT在临床运用广泛，但由于其具体使用时个体差异非常大，对BBT各种波形的意义诸医家各执一端，无统一标准可言，给总结经验和规律带来一定的困难，仍需进一步学习、实践和归纳总结。

第三章　临床用药特点

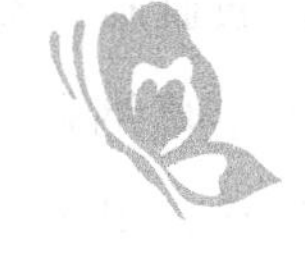

第一节　常用补血药

一、熟地

熟地，味甘，性微温，入肝、肾经。补血养阴，填精益髓为其主要功效。

古人谓之可“大补五脏真阴”，以及“大补真水”。如《珍珠囊》:“大补血虚不足，通血脉，益气力。”《医学启源》认为:“虚损血衰之人须用，善黑须发。”《本草纲目》:“填骨髓，长肌肉，生精血。补五脏内伤不足，通血脉，利耳目，黑须发，男子五劳七伤，女子伤中胞漏，经候不调，胎产百病。”

柴老认为此品甘温质润，入肾，善滋补肾阴，填精益髓，其补阴、益精、生血之效较强。正如张景岳所赞:“阴虚而神散者，非熟地之守不足以聚之；阴虚而火升者，非熟地之重不足以降之；阴虚而躁动者，非熟地之静不足以镇之；阴虚而刚急者，非熟地之甘不足以缓之。”柴老认为熟地滋阴作用强，滋润本身即有滋腻之弊，而其质黏碍胃之性更需考虑。所以使用时，特别强调用药时机。比如在夏季一般不用熟地，因其滋腻之性明显，而夏季为暑湿当令，湿热之气重，天人相应，易伤脾胃之阳，饮食当以清淡，用药当以轻灵。如对胎动不安、胎漏合并妊娠恶阻的保胎患者，虑及其滋腻碍胃之弊亦不用熟地，如需补阴血者，常用女贞子、旱莲草等。但对闭经如卵巢早衰患者，辨证属下焦阴亏兼有血海伏热者，此时常用熟地滋阴养血，以守血海，同时佐用川芎、杜仲等以期引药下行，直达病所。

常用量为 10g。

二、当归

当归，味甘、辛，性温。入心、肝、脾经。主要功效为补血和血，调经止痛，润燥滑肠。《神农本草经》中谓其“味甘，温，主妇人漏下绝子”，明代张介宾《本草正》言“当归，其味甘而重，故专能补血，其气轻而辛，故又能行血，补中有动，行中有补，诚血中之气药，亦血中之圣药也”，“佐之以补则补”，“佐之以攻则通”。《本草新编》言:“当归，味甘辛，气温，可升可降，阳中之阴，无毒。虽有上下之分，而补血则一。入心、脾、肝三脏。但其性甚动，入之补气药中则补气，入之补血药中则补血，无定功也。”

当归一般分为当归身、当归尾、全当归，在临床中主要是用全当归。当归性味甘温而润，辛香善于行走，为养血活血之品。因其有活血化瘀、走而不守的动性，柴老临床主要用于辨证属于血虚、月经周期基本规律或月经量少或经期后错的患者。具体用药时，特别注意患者所处的月经周期——多在月经期后用药。对于已婚的育龄期妇女，在月经前或BBT上升提示已经排卵时，一般不用当归，恐其活血之性影响已受孕形成的胚胎。另外，对于小儿或更年期患者，虑其有鼓动血海之性，或不用，或用量小。

临床中常以当归与熟地配伍，因熟地滋阴益精而养血，其性静，当归补血而性动，生新血而走下，二者合用，动静相得，用于阴血不足者。当归与杜仲配伍，杜仲入肾经，补肝肾，补而不滞，二者合用，共奏温肾、补血、活血之功；又因杜仲具有沉降之性，则效尤佳。常用于月经后期或闭经（肾虚血虚证），对BBT单相的患者更为适宜。

柴老的常用剂量为10g，小儿或更年期患者最多5g。

三、首乌

首乌味苦、甘、涩，其性微温，入肝、肾二经。主要功效为养血滋阴、润肠通便、截疟、祛风、解毒。

《本草纲目》言："肾主闭藏，肝主疏泄，此物气温味苦涩，苦补肾，温补肝，能收敛精气，所以能养血益肝，固精益肾，健筋骨，乌发，为滋补良药，不寒不燥，功在地黄、天冬诸药之上。"《本草正义》："首乌，专入肝肾，补养真阴，且味固甚厚，稍兼苦涩，性则温和，皆与下焦封藏之理符合，故能填益精气，具有阴阳平秘作用，非如地黄之偏于阴凝可比。"

柴老曾述对首乌的认识可追溯至20世纪50年代，当时跟诊北京中医医院儿科名医祁振华老先生，祁老善用首乌补宗气。柴老引申用于月经后期、月经量少，证见肾虚血亏者。

现代研究表明，首乌能促进人体免疫力的提高，抑制让人衰老的"脂褐素"体内沉积，从而改善中老年人的衰老征象，如白发、齿落、老年斑等，如著名的抗衰老方剂"首乌丸""七宝美髯丹""嵩山首乌茶"就是以制何首乌为主药制成，对冠心病、高脂血症、老年贫血、大脑衰退、早老征象等，都有一定预防效果。正因如此，首乌为柴老治疗卵巢早衰患者常用药之一。但近年来现代药理研究发现，首乌存在一定肝毒性，所以柴老用药时十分谨慎，肝功能不好的患者不用首乌，即使使用也不可长期应用。

常用量为9g。

四、白芍

白芍味苦、酸，性微寒，入肝、脾经。主要功效为养血敛阴、柔肝止痛、平抑肝阳。《本草备要》谓其"补血，泻肝，益脾，敛肝阴，治血虚之腹痛"。《药性论》："治肺邪气，腹中疞痛，血气积聚，通宣脏腑壅气，治邪痛败血，主时疾骨热，强五脏，补肾气，治心腹坚胀，妇人血闭不通，消瘀血，能蚀脓。"《滇南本草》："泻脾热，止腹疼，止水泻，收肝气逆疼，调养心肝脾经血，舒经降气，止肝气疼痛。"《本草纲目》："白芍药益脾，能于土中泻木。"

柴老对白芍的临床运用有自己的体会。众所周知，白芍具养血柔肝止痛之效，但柴老对妇科实证的痛症很少用白芍，认为古书记载白芍虽有止痛之功，但其性味酸寒，敛阴作用比较强，而敛的本身会影响气机的调畅。所谓不通则痛，不通为其有滞涩，既有滞涩，则不用酸敛之药。若为缓急迫，柴老用炒白芍，以炒来减缓其酸寒之性。在治疗闭经患者时，白芍亦较为少用，认为其味酸，酸性皆有收涩之性，与闭经病性相违。尤其在妊娠患者，基本不用该品，虑其酸收之性致子宫收缩。另一方面，“敛”有意味着安定和平和，所以在治疗青春期功血、月经先期、带经日久、小儿性早熟时，白芍为柴老的常用药之一。

常用量为10g。

五、阿胶

阿胶味甘、性平，归肺、肝、肾经，其主要功效为补血，止血，滋阴，润肺，为补血佳品和妇科圣药。《本经》:“丈夫小腹痛，虚劳羸瘦，阴气不足，脚酸不能久立，养肝气。”《本草纲目》记载:“阿胶……气味甘平无毒，主治心腹内崩……腰腹痛，四肢酸痛，女子下血，安胎。久服，轻身益气。”《别录》:“坚筋骨，益气止痢。疗吐血衄血，血淋尿血，肠风下痢。女人血痛血枯，经水不调，无子，崩中带下，胎前产后诸疾。男女一切风病，骨节疼痛，水气浮肿，虚劳咳嗽喘急，肺痿唾脓血，及痈疽肿毒。和血滋阴，除风润燥，化痰清肺，利小便，调大肠，圣药也。”叶天士称它为“血肉有情之品”，“滋补奇经八脉之良药”。《本草汇言》中说阿胶是“培养五脏阴分之药”，黄宫绣在《本草求真》中说“阿胶气味俱阴，既入肝经养血，复入肾经滋水”。

阿胶，柴老临床使用很少，一般用阿胶珠，究其原因，柴老觉得一则使用起来繁琐，或蒸，或烊化，而妇科疾病多数服药时间较长，患者难以坚持。

二则阿胶属黏滞之品，易碍胃。对脾胃功能欠佳的患者，柴老养血不用阿胶，而常用阿胶珠。阿胶珠同样有补血养阴的作用，而且可以同煮，对患者而言能减少麻烦，再者阿胶用蛤粉炒成阿胶珠后，黏性减少，不会影响脾胃运化。此外，对宫腔有异物残留的患者，柴老则常用阿胶配益母草，有增加局部滑利之性，增加平滑肌的收缩，从而促进子宫收缩，止血的同时又有助于异物的排出。所以在临床中，对不全流产见淋漓出血者，或带经日久者多以益母草、阿胶珠作为药对使用。

此外，阿胶自古被认为善于治疗胎前产后诸疾，但阿胶有滑利下达之性，故在柴老临床中不常用于安胎。

现代研究表明：阿胶含有明胶原、骨胶原、蛋白质及钙、钾、钠、镁、锌等十七种微量元素，它们所含的蛋白质水解后能产生多种氨基酸，有赖氨酸、精氨酸、组氨酸等，这些成分既是人体的重要营养物质，又有增强免疫力、抗衰老、延年益寿的作用。动物研究证明：阿胶有提高红细胞和血红蛋白数量，促进造血功能的作用。同时还可提高血小板含量，有利于止血。

阿胶常用量 6 ～ 10g，阿胶珠常用量 10 ～ 12g。

六、龙眼肉

龙眼肉味甘，性温，归心、脾经。具有补益心脾、养血宁神、健脾止泻、利尿消肿等功效。《本经》列为上品药，“主五脏邪气，安志、厌食，久服强魂魄，聪明。”《滇南本草》：“养血安神，长智敛汗，开胃益脾。”《泉州本草》：“壮阳益气，补脾胃。治妇人产后浮肿，气虚水肿，脾虚泄泻。”《药品化义》：“桂圆，大补阴血，凡上部失血之后，入归脾汤同莲肉、芡实以补脾阴，使脾旺统血归经。如神思劳倦，心经血少，以此助生地、麦冬补养心血。又筋骨过劳，肝脏空虚，以此佐熟地、当归，滋补肝血。”

龙眼肉味甘而和，用入心、脾，其色紫而类血，体润而味厚，具有大补阴血之效。柴老平时常用于月经量少、年龄偏大、排卵功能欠佳、辨证属脾肾不足兼有血虚的患者。因其性偏温，夏天或舌苔见腻者不用。

据现代研究，龙眼肉营养价值甚高，富含高碳水化合物、蛋白质、多种氨基酸和维生素 B、C、钙、磷、铁、酒石酸、腺瞟呤等，其中尤以含维生素 P 量多，对更年期妇女而言，有保护血管、防止血管硬化和脆性的作用。

常用量 10 ～ 12g。

第二节　常用养阴药

一、北沙参

北沙参味甘，性微寒，归肺、胃经。具有养阴清肺，益胃生津之功效，前人有“沙参补五脏之阴”的说法。《本经》:“血积惊气，除寒热，补中，益肺气。”历代论著常将人参与沙参并论，具有代表性的如刘元素:“肺寒者，用人参；肺热者，用沙参代之，取其味甘也。”张好古:“沙参味甘微苦，厥阴本经之药，又为脾经气分药。微苦补阴，甘则补阳，故洁古取沙参代人参。盖人参性温，补五脏之阳；沙参性寒，补五脏之阴。虽云补五脏，亦须各用本脏药相佐，使随所引而相辅之可也。”李时珍:“人参甘苦温，其体重实，专补脾胃元气，因而益肺与肾，故内伤元气者宜之。沙参甘淡而寒，其体轻虚，专补肺气，因而益脾与肾，故金能受火克者宜之。一补阳而生阴，一补阴而制阳，不可不辨之也。”

沙参有南、北沙参之分，其形粗大、质较疏松的为南沙参，其形细长、肉质致密的为北沙参，一般认为两药功效相似，均属养阴药，具有养阴清肺、益胃生津的功效。但北沙参的滋阴功效强于南沙参。

柴老临床应用沙参颇为广泛。如卵巢早衰、功能失调性子宫出血、先兆流产、月经量少、更年期综合征等，辨证属气血虚弱、阴亏者，常重用沙参，取其补肺气以生肾水，即柴老所谓“补肺启肾”之意。

此外，从肺与大肠相表里一说，柴老在临床常用北沙参配黄连治疗热性腹泻效果颇佳。

常用剂量为 12 ～ 20g。

二、百合

百合味甘，性微寒，归肺、心经，其功效为润肺止咳，清心安神。《本经》:“味甘，平。主治邪气腹胀，心痛，利大、小便，补中益气”。《本草经疏》:“百合得土金之气，而兼天之清和，故味甘平，亦应微寒无毒。入手太阳、阳明，亦入手少阴。”

柴老认为百合入心、肺、脾三经，具有清肺养脾、安心养神之功。其性微寒，对阴虚有热者尤宜。临床常用于卵巢早衰、更年期综合征等。

常用量为 10 ～ 15g。

三、麦冬

麦冬又名寸冬，出自《本经》，味甘、微苦，性微寒，归肺、心、胃经。其功效为润肺养阴、益胃生津、清心除烦。《医学启源》:“《主治秘诀》云，治经枯乳汁不下。”《用药心法》:“补心气不足及治血妄行。”

麦冬主入肺经，清肺热，养肺阴，同时兼入心经，可清心降火。柴老常用麦冬治疗肺燥津伤，心火上炎的患者。

现代研究证实：麦冬能提高免疫功能；对多种细菌有抑制作用；能增强垂体肾上腺皮质系统功能，提高机体适应能力；有抗心律失常和扩张外周血管的作用；能提高耐缺氧能力；有降血糖作用。

常用量 10g。

四、天冬

天冬又名天门冬。味甘，苦，性寒，入肝、肺、肾经。具有养阴清热，润肺滋肾的功效。《药性论》："主肺气咳逆，喘息促急，除热，通肾气，疗肺痿生痈吐脓，治湿疥，止消渴，去热中风，宜久服。"《本草汇言》："天冬，润燥滋阴，降火清肺之药也。统理肺肾火燥为病……天冬阴润寒补，使燥者润，热者清，则骨髓坚强，偏痹可利矣。然必以元虚热胜者宜之。"《日华子本草》："镇心，润五脏，益皮肤，悦颜色，补五劳七伤，治肺气并嗽，消痰、风痹热毒、游风、烦闷吐血。"《纲目》："润燥滋阴，清金降火。"

柴老临床用天冬，主要取其走肺肾经，且味甘苦性寒，清解作用强，而滋腻之性不若熟地明显。所以，当下焦阴血不足、血海伏热，临床见经期延长或月经先期者，尤其伴有肺胃有热，脾胃受纳运化功能欠佳时，柴老常选用本品。

常用量为 10g。

五、石斛

石斛味甘，性微寒；归胃、肾经，功效为益胃生津，滋阴清热。《本草新编》："石斛，味甘、微苦，性微寒，无毒。不可用竹斛、木斛，用之无功，石斛却惊定志，益精强阴，尤能健脚膝之力，善起痹病，降阴虚之火，大有殊功……金钗石斛，本非益精强阴之药，乃降肾中命门虚火之药也，去火之有余，自然益水之不足，泻肾中之虚火，自然添骨中之真水矣，故曰：强阴而益精。"《本草蒙筌》："石斛，味甘，气平。无毒。以酒浸蒸，方宜入剂，却惊定志，益精强阴。壮筋骨，补虚羸，健脚膝，祛冷痹。皮外邪热堪逐，胃中虚火能除。浓肠胃轻身，长肌肉下气。”

石斛“善起痹”“通痹”。所谓“痹”，柴老认为有两个意思：一为关节痛，柴老常用石斛配桑枝治疗产后关节痛；另一方面，所谓“痹者，闭也”，闭塞不通之意，如临床症见舌质红，苔干乏津者，无论闭经或产后关节痛，均常用石斛。但大便溏泻者慎用。

常用量为10g。

六、玉竹

玉竹味甘，微寒，性平，归肺、胃经。功效为滋阴润肺，养胃生津。《本经》:“主中风暴热，不能动摇，跌筋结肉，诸不足。久服去面黑野，好颜色，润泽，轻身不老。”《本草拾遗》:“主聪明，调血气，令人强壮。”《滇南本草》:“补气血，补中健脾。”“治男妇虚证，肢体酸软，自汗，盗汗。”

柴老益阴清热常用玉竹，因其气味甘平，质润柔滑，补益滋养，具有“纯而不驳，和而不偏”的特性，且以滋养胃阴、清上焦热为主，常与沙参、麦冬同用。如遇舌苔白干，或薄或厚，症见月经量少时尤喜用之，此时常与月季花同用。

常用量为10g。

七、黄精

黄精味甘，性平，归脾、肺、肾经，具有补气养阴，健脾，润肺，益肾之功效。《别录》:“补中益气……安五藏。”《日华子本草》:“补五劳七伤，助筋骨……益脾胃，润心肺。”《本草纲目》:“补诸虚……填精髓。”《本草便读》:“此药味甘如饴，性平质润，为补养脾阴之正品。”

柴老言及当年跟祁振华祁老出诊时，祁老善用何首乌补中气，但近年对何首乌的肝毒性存在争议，故柴老以黄精代之。

现代研究表明黄精具有降血压，降血糖，降血脂，防止动脉粥样硬化，延缓衰老和抗菌等作用，黄精多糖具有免疫激活作用。尤其近来报道黄精对受损的卵巢功能有修复作用，故又常用于卵巢早衰的治疗。

八、枸杞子

枸杞子味甘、性平，归肝、肾、肺经。具有补肾益精、养肝明目、润肺止咳之功效。《本草纲目》中说“久服坚筋骨，轻身不老，耐寒暑。《本草汇言》所言：“枸杞能使气可充、血可补、阳可生、阴可长、火可降、风可祛，有十全之妙用也。”《食疗本草》：“能益人，去虚劳。”《本草纲目》：“滋肾、润肺、明目。”

现代药理学研究证实枸杞子含有大量胡萝卜素、维生素、人体必需的蛋白质和磷、铁等营养物质。可调节机体免疫功能、有效抑制肿瘤生长和细胞突变，具有延缓衰老、抗脂肪肝、调节血脂和血糖、促进造血功能等方面的作用。

柴老认为枸杞子补肝肾之力平和，如陈修园所言：“性缓，但不可以治人之急病耳”，常作为臣药或佐药，既可滋肝肾之阴，又可益肾中之阳，补冲脉之气。妊娠后阴血下聚胞宫养胎，相对阴血不足，可用枸杞子滋阴养血，心肾得养而冲固胎安。

柴老在临床中，常用枸杞子与菊花、桑寄生、荷叶同用，治更年期高血压或妊娠期有高血压趋势者，效果亦佳。

常用量为 10 ～ 15g。

九、旱莲草

旱莲草又名墨旱莲，其味甘、酸，性寒，功效为滋阴益肾、凉血止血。《新修本草》说用旱莲草“汁涂发眉，生速而繁。”《本草纲目》：“乌髭发，益肾阴。”《本草正义》：“入肾补阴而生长毛发。”《唐本草》：“主血痢。针灸疮发，洪血不可止者敷之；汁涂发眉，生速而繁。”《分类草药性》：“止血，补肾，退火，消肿。治淋、崩。”

近代药理研究认为，它能使动物退化的免疫器官重量恢复到正常，进而提高细胞免疫和体液免疫功能。旱莲草含有挥发油、鞣质、皂苷、旱莲草素及维生素 A 等化学成分。动物试验有止血效果，体外试验对金黄色葡萄球菌有抑制作用。

柴老常取其甘酸性寒之性，酸寒凉血收敛止血，甘寒益肾养阴清热。应用于阴虚血热的月经先期、崩漏患者，或更年期阴血不足、虚热上扰的病人。柴老还用旱莲草配菊花、川芎、葛根等治疗阴虚血热引起的高血压病、有妊娠高血压症病史的患者，颇为见效。但对下焦有湿热者不宜。

常用量为 10 ～ 15g。

十、女贞子

女贞子味甘，苦，性凉，入肝、肾经，具有补益肝肾，强腰膝，明耳目，乌须发的功效。《本草纲目》：“强阴，健腰膝，明目。”《本草经疏》载：“女贞子，气味俱阴，正入肾除热补精之要品，肾得补，则五脏自安，精神自足，百病去而身肥健矣。”《本草述》载：“女真实，固入血海益血，而和气以上荣……由肾主肺，并以淫精于上下，下独髭须为然也，即广嗣方中，多用之矣。”《本经逢原》载：“女真，性禀纯阴，味偏寒滑，脾胃虚人服之，往往减食作泻。”参《本草三家合注》：“人身百病不外五行，女贞备五脏五行之气，故除百病。久服则水火相济，五脏安和，故人肥而轻身不老。”

研究表明，女贞子既有睾丸酮样雄激素类似物，也有雌二醇样雌激素类似物，即同一药物具有双向调节作用。此外，还有抗菌、抗病毒作用。

柴老认为女贞子补肾阴之力量较强，用于肝肾阴血耗伤的患者，不温不燥。与旱莲草合用，合为“二至丸”，滋补肝肾，填充血海。与黄芩合用清肝热，用治经前期紧张综合征或更年期综合征的患者。

常用量为 10 ～ 20g。

第三节 常用益气药

一、黄芪

黄芪甘，微温，归脾、肺经。有健脾补中，升阳举陷，益卫固表，利尿，托毒生肌之功，主治脾气虚证、肺气虚证、气虚自汗证，气血亏虚，疮疡难溃难腐，或溃久难敛等。

《本草汇言》:“黄芪，补肺健脾、卫实敛汗、驱风运毒之药也。故阳虚之人，自汗频来，乃表虚而腠理不密也，黄芪可以实卫而敛汗；伤寒之证，行发表而邪汗不出，乃里虚而正气内乏也，黄芪可以济津以助汗；贼风之疴，偏中血脉，而手足不随者，黄芪可以荣筋骨；痈疡之证，脓血内溃，阳气虚而不愈者，黄芪可以生肌肉；又阴疮不能起发，阳气虚而不溃者，黄芪可以托脓毒。”

《本草经疏》:“黄芪禀天之阳气、地之冲气以生，故味甘微温而无毒。气厚于味。可升可降，阳也。入手阳明、太阴经。甘乃土之正味，故能解毒。阳能达表，故能运毒走表。甘能益血，脾主肌肉，故主久败疮，排脓止痛……性能实表，则能逐邪驱风。”

《得配本草》:“黄芪补气，而气有内外之分。气之卫于脉外者，在内之卫气也；气之行于肌表者，在外之卫气也。肌表之气，补宜黄芪；五内之气，补宜人参。若内气虚乏，用黄芪升提于表，外气日见有余，而内气愈使不足，久之血无所摄，营气亦觉消散，虚损之所以由补而成也。故内外虚气之治，各有其道。”

柴老认为黄芪甘温纯阳，补中益气，又有提升中气的作用，所以在治疗久病体弱、脾虚崩漏或带经日久的患者时，常加黄芪，同时加用大蓟、小蓟、生牡蛎，以益气固冲止血，此为柴老临床沿用多年行之有效的处方。但柴老用黄芪时，考虑到其温燥之性，用量不大，且多用生黄芪，对于舌苔干、脉有数象者，考虑阴虚有内热，此时一般不用黄芪，而改用太子参益气健脾。

常用量 10 ～ 15g。

二、太子参

太子参甘、微苦、平，归脾、肺经。有补气健脾、生津润肺之功。用于脾肺气阴两虚证。

《本草从新》：太子参，大补元气，虽甚细如参条，短紧坚实，而有芦纹，其力不下大参。《本草再新》：治气虚肺燥，补脾土，消水肿，化痰止渴。

柴老认为在众多补气药中，唯有太子参性平，不温不燥，清补而不腻，兼有滋阴润燥之效，可用于气阴不足或气虚有热的患者。常与白术、女贞子配伍，共奏健脾益肾扶正之功，用于脾虚乏力的患者。另外，对于 BBT 偏低的患者，太子参有升高 BBT 基线的作用，此作用可供临床参考。

常用量为 10 ～ 15g。

三、白术

白术甘、苦，温，归脾、胃经。有健脾益气、燥湿利尿、止汗、安胎之功。主治脾气虚证、气虚自汗、脾虚胎动不安等。

《医学启源》："能除湿益燥，和中益气，利腰脐间血，除胃中热……其用有九：温中，一也；去脾胃中湿，二也；除脾胃热，三也；强脾胃，进饮食，四也；和脾胃，生津液，五也；主肌肉，六也；治四肢困倦，目不欲开，怠惰嗜卧，不思饮食，七也；止渴，八也；安胎，九也。"

《本草汇言》："白术，乃扶植脾胃，散湿除痹，消食除痞之要药也。脾虚不健，术能补之，胃虚不纳，术能助之。是故劳力内伤，四肢困倦，饮食不纳，此中气不足之证也；痼冷虚寒，泄泻下利，滑脱不禁，此脾阳衰陷之证也；或久疟经年不愈，或久痢累月不除，此胃虚失治，脾虚下脱之证也；或痰涎呕吐，眩晕昏痫，或腹满肢肿，面色萎黄，此胃虚不运，脾虚蕴湿之证也。以上诸疾，用白术总能治之。”

《本经逢原》:“白术甘温味厚，阳中之阴，可升可降，入脾胃二经。生用则有除湿益燥、消痰利水，治风寒湿痹、死肌痉疸，散腰脐间血，及冲脉为病、逆气里急之功；制熟则有和中补气、止渴生津、止汗除热、进饮食、安胎之效。”

《本草求真》:“白术缘何专补脾气？盖以脾苦湿，急食苦以燥之；脾欲缓，急食甘以缓之。白术味苦而甘，既能燥湿实脾，复能缓脾生津。且其性最温，服则能以健食消谷，为脾脏补气第一要药也。书言无汗能发，有汗能收，通溺止泄，消痰治肿，止热化癖，安胎止呕，功效甚多。总因脾湿则汗不止，脾健则汗易发；凡水湿诸邪，靡不因其脾健而自除；吐泻及胎不安，亦靡不因其脾健而悉平矣。故同枳实则能治痞，同黄芩则能安胎，同泽泻则能利水，同干姜、桂心则能消饮祛癖，同地黄为丸，则能以治血泻萎黄，同半夏、丁香、姜汁，则可以治小儿久泻，同牡蛎、石斛、麦麸，则可以治脾虚盗汗。然血燥无湿，肾间动气筑筑，燥渴便闭者忌服。谓其燥肾闭气，则其气益筑。又寒湿过甚，水满中宫者亦忌，谓其水气未决，苦不胜水，甘徒滋壅，必待肾阳培补，水气渐消，肾气安位，术始可投。此又不得不变换于中也。盖补脾之药不一，白术专补脾阳，生则较熟性更鲜，补不腻滞。”

柴老用白术健脾除湿，对于多囊卵巢综合征见脾肾不足、湿浊结聚的患者，多用白术，因白术功在除湿。根据大便情况，生白术有通便的作用，炒白术则有止泻的作用。《丹溪心法》指出:“妇人有孕则碍脾，运化迟而生湿，湿而生热，古人用白术、黄芩为安胎圣药，盖白术补脾燥湿，黄芩清热故也。”白术健脾，脾健则气血盛而胎自安。柴老认为孕后见脾虚有湿者，不宜用走下利湿的药物，故常用白术、山药、太子参等。

常用量 10 ～ 20g。

四、山药

山药味甘，性平，归脾、肺、肾经。有补脾养胃、生津益肺、补肾涩精之功，主治脾虚证、肺虚证、肾虚证、消渴气阴两虚证。

《医经溯洄集》：唯干山药，虽独入手太阴经，然其功亦能强阴，且手太阴为足少阴之上源，源既有滋，流岂无益？《本草求真》：山药本属食物，古人用入汤剂，谓其补脾益气，除热。然究色白入肺，味甘入脾，气虽温而却平，为补脾肺之阴。是以能润皮毛，长肌肉。与面同食不能益人，不似黄芪性温能补肺阳，白术苦燥，能补脾阳也。且其性涩，能治遗精不禁。味甘兼咸，又能益肾强阴。故六味地黄丸用此以佐地黄。然性虽阴而滞不甚，故能渗湿以止泄泻。生捣敷痈疮、消肿硬，亦是补阴退热之意。至云补阳消肿，补气除滞，理虽可通，语涉牵混，似非正说。至入汤剂以治火虚危症，难图近功，必多用之方愈，以其秉性和缓故耳。入滋阴药中宜生用，入补脾宜炒黄用。《本草经读》：山药气平入肺，味甘无毒入脾。脾为中州而统血，血者阴也，中之守也；唯能益血，故主伤中；伤中愈，则肌肉丰，故补虚羸。肺主气，气虚则寒邪生；脾统血，血虚则热邪生；血气充而寒热邪气除矣。脾主四肢，脾血足则四肢健；肺主气，肺气充则气力倍也。且此物生捣，最多津液而稠黏，又能补肾而填精，精足则强阴。目明、耳聪、不饥，是脾血之旺；轻身是肺气之充；延年是夸其补益之效也。《本经逢源》：山药入手足太阴，色白归肺，味甘归脾。大补黄庭，治气不足而清虚热。故《本经》治伤中寒热邪气，补而不滞，温而不热。又能益气力，长肌肉，强阴固肾，止泄精小便频数。肺为肾之上源，源既有滋，流岂无益。《金匮》八味丸用以强阴也。薯蓣丸以之为君，而主虚劳不足，风气百病，甘温平补而不碍久积之邪也。

柴老认为山药既为食物又为药物，安全性高，可用于妊娠患者见脾虚者，与白术配伍。山药与白术相比，有白术之功，无白术之燥，为平补之剂。脾虚所致月经先期、崩漏、带下者常用。但配伍时应注意不与生牡蛎、薏米等相配，并非药性相左，而是熬出药汁浓稠，不便饮用。

常用量为 10 ～ 15g。

第四节　常用补肾药

一、菟丝子

菟丝子，味辛、甘，性平。入肝、肾、脾经。主要功效为补肾，益精，安胎，明目，止泻。《本经》："主续绝伤，补不足，益气力，肥健人，久服明目。"《雷公炮炙论》："补人卫气，助人筋脉。"《名医别录》："养肌强阴，坚筋骨，主茎中寒，精自出，溺有余沥，口苦燥渴，寒血为积。"《药性论》："治男子女人虚冷，添精益髓，去腰疼膝冷，又主消渴热中。"《日华子本草》："补五劳七伤，治泄精，尿血，润心肺。"《本草汇言》："菟丝子，补肾养肝，温脾助胃之药也。但补而不峻，温而不燥，故入肾经，虚可以补，实可以利，寒可以温，热可以凉，湿可以燥，燥可以润。"《本草正义》："菟丝为养阴通络上品。其味微辛，则阴中有阳，守而能走，与其他滋阴诸药之偏于腻滞者绝异。"《山东中药》："治妇人常习流产。"

柴老临床用药时，菟丝子应用十分广泛。她认为本品补而不峻，守而能走，虚、实、寒、热皆可用之。如多囊卵巢综合征，柴老多从脾肾不足、痰湿阻滞立论，常用此配伍车前子、薏米等补肾健脾、利湿通利，补而不滞；治疗先兆流产，则用此配伍覆盆子固肾安胎。又据《神农本草经》："主续绝伤，补不足，益气力，肥健，汁去面䵟，久服明目"，常用于面部有色斑患者，有美白作用。

现代药理研究证实：菟丝子具有壮阳的作用，在内分泌方面还可以增加下丘脑－垂体－卵巢促黄体功能，这种作用并不是由于它们直接刺激垂体促黄体生成素（LH）的分泌，而是由于提高了卵巢对 LH 的敏感性。

常用量 12 ～ 20g。

二、覆盆子

覆盆子，味甘、酸，性微温，入肝、肾二经。补益肝肾、固精缩尿为主要功效。《本草正义》谓："覆盆，为滋养真阴之药，味带微酸，能收摄耗散之阴气而生精液……惟此专养阴，非以助阳，《本经》《别录》并未言温，其以为微温微热者，皆后人臆测之辞……滋养真阴者，必非温药。覆盆子甘酸，平，入肝、肾二经。补肝肾，缩小便，助阳，固精，明目。"《别录》："主益气轻身，令发不白。"《药性论》："主男子肾精虚竭，女子食之有子。主阴痿。"《日华子本草》："安五脏，益颜色，养精气，长发，强志。疗中风身热及惊。"《开宝本草》："补虚续绝，强阴健阳，悦泽肌肤，安和脏腑，温中益力，疗劳损风虚，补肝明目。"《本草衍义》："益肾脏，缩小便。"《本草蒙筌》："治肾伤精竭流滑。"《本草述》："治劳倦、虚劳，肝肾气虚恶寒，肾气虚逆咳嗽、痿、消瘅、泄泻、赤白浊，鹤膝风，诸见血证及目疾。"

药理研究表明：覆盆子含有机酸、糖类及少量维生素 C，具有抗菌和雌激素样作用。覆盆子 100% 煎剂对葡萄球菌和乱弧菌都有抑制作用。动物实验中，兔的阴道涂片及内膜切片等表明，覆盆子似有雌激素样作用。

柴老在治疗妊娠先兆流产时，菟丝子和覆盆子作为药对使用。菟丝子味辛甘，性平，入肾、肝、脾经，补肾益精而安胎；覆盆子味甘、酸，性微温，入肝、肾经，补益肝肾、固精缩尿为主要功效，柴老用之，取其固涩之性而安胎。临床柴老注重此两味药的比例：若患者腹痛、下坠等症状明显，应加大覆盆子的用药比例，即覆盆子药量大于菟丝子，若病情平稳，则两药用量基本相近。

常用量 10 ～ 15g。

三、肉桂

肉桂味辛、甘，性大热，入肾、脾、心、肝经。其作用特点是能守能走，能降能升，能补命门之火，有引火归原、纳气归肾、温通经脉之功效。柴老临床体会肉桂能行滋阴养血药之凝滞而补肾，常在滋阴养血的基础上，稍加肉桂，以达鼓舞气血生长之效。因肉桂性热，用量不能过多，柴老一般用量小于3g，常以地骨皮、川楝子等性寒或凉的药物佐制其热性。正如《玉楸药解》中言："肉桂，温暖条畅，大补血中温气。香甘入土，辛甘入木，辛香之气，善行滞结，是以最解肝脾之郁……女子月期、产后，种种诸病，总不出此。悉用肉桂，余药不能。肉桂本系树皮，亦主走表，但重厚内行，所走者表中之里，究其力量所至，直达脏腑，与桂枝专走经络者不同。"

肉桂与熟地配伍柴老经常使用：熟地味甘，微温，补血养阴，填精益髓，在熟地滋阴养血的基础上，佐少量肉桂，以鼓动血海，活跃肾气，二药合用，取阴中有阳、阳中有阴、补而不滞之意。肉桂和熟地的量应注意，柴老一般用熟地10g配肉桂3g。多用于闭经的患者。

四、杜仲

杜仲味甘，微辛，性温，入肝、肾经，主要功效为补肝肾，强筋骨，特点为补而不滞，虽温而不助火，为补肾圣药，走督脉，对腰痛、脊髓有病者常用，如《本草汇言》云："凡下焦之虚，非杜仲不补；下焦之湿，非杜仲不利；足胫之酸，非杜仲不去；腰膝之疼，非杜仲不除。然色紫而燥，质绵而韧，气温而补，补肝益肾，诚为要剂。"此外，杜仲亦为历代安胎之品，如《本草正》："止小水梦遗，暖子宫，安胎气"。《圣济总录》中治疗胎动不安的杜仲丸，《简便单方》用之与川断、山药同用治疗习惯性流产。

但柴老多次告诫学生，杜仲其性走下，有滑胎之嫌，妊娠患者当忌用，故柴老保胎不用杜仲。笔者跟师期间于《本草求真》寻得相似论点："杜仲，入肝而补肾，子能令母实也，且性辛温，能除阴痒，去囊湿，痿痹瘫软必需，脚气疼痛必用，胎滑梦遗切要……胎因气虚而血不固，用此益见血脱不止，以其气不上升，反引下降也……独怪今世安胎，不审气有虚实，辄以杜仲、牛膝、续断等药，引血下行。在肾经虚寒者，固可用此温补以固胎元。若气陷不升，血随气脱而胎不固者，用此则气益陷不升，其血必致愈脱不已！"

临诊，柴老用炒杜仲而不用生杜仲，因考虑生杜仲有小毒，不利于长期服用。配伍时常与川断、车前子同用，用于闭经或月经稀发见 BBT 单相、低温者为佳，取补肾通利之功。如脾肾阳虚明显者，或与补骨脂同用，增强补肾阳之力，兼补脾、肝，既涩下元，又固冲任。

常用量 10 ～ 12g。

五、淫羊藿

淫羊藿又名仙灵脾，味辛、甘，性温，入肝、肾经。主要功效为补肾阳，强筋骨，祛风湿。《神农本草经》：言"主阴痿绝伤，茎中痛。利小便，益气力，强志。"陶弘景曾言："服此使人好为阴阳。西川北部有淫羊，一日百遍合，盖食藿所致，故名淫羊藿。"

柴老认为此药对促进男性性活跃效果较好，对青少年不用此药。女性患者用之，量宜小，一般不超过 6g。

柴老临床常用淫羊藿、桃仁和熟地作为药对用于不孕或月经失调合并子宫内膜异位症、或盆腔炎、或子宫内膜结核、或甲亢等病见 BBT 基线偏高患者。柴老认为 BBT 基线高的本质为肾阴不足，阴不敛阳，虚阳上越，单纯清热或滋阴效果欠理想，而淫羊藿味辛、甘，性温，以从其性，走血脉，鼓动气化；熟地味甘，性微温，补血养阴，填精益髓，尤其熟地大补肾阴，以敛虚阳；桃仁味苦，性平，入血分，有引阳入阴之妙，三药配伍补阴潜阳，BBT 得以恢复正常。此乃临床所见，尚待进一步总结。

六、蛇床子

蛇床子味辛、苦，性温；有小毒。入肾经。主要功效为温肾壮阳，燥湿杀虫，祛风止痒，内服外用皆可。《本草经疏》：“盖以苦能除湿，温能散寒，辛能润肾，甘能益脾，故能除妇人男子一切虚寒湿所生病。寒湿既除，则病去，性能益阳，故能已疾，而又有补益也。”蛇床子药品分类为杀虫止痒药，因其有温肾壮阳之功，男科多用。

柴老临床善用蛇床子，认为蛇床子可以温肾、助阳，还可以兴阳。常用于多囊卵巢综合征属湿重者，取其温阳、化湿的双重功效或辨证为下焦虚寒，或肾阳不足者，或兼有性功能低下者，用蛇床子温肾、除湿。对多囊卵巢综合征，常与薏米、杜仲、车前子同用，以温肾利湿。对卵巢早衰患者辨证属虚性，症见性欲低下、阴道干涩者用之佳，用后多可见带下增多。此外本品对青少年患者应用时要慎重，因其确有兴阳之性。

常用量 3 ～ 5g。

第五节　常用活血药

一、三七

三七又名田七，明代著名的药学家李时珍称其为“金不换”。《本草纲目拾遗》中记载：“人参补气第一，三七补血第一，味同而功亦等，故称人参三七，为中药中之最珍贵者。”国家“十一五”规划教材《中药学》中：“药性：甘、微苦，温。归肝、胃经。功效：化瘀止血，活血定痛”。

柴老强调三七的四个主要功用，即化瘀、止血、止痛、消肿。对于三七的止血功效，柴老认为凡出血皆可用之，止血而不留瘀。尤其是瘀血阻滞所致的出血，不宜过于活血破血，用三七化瘀止血最佳。而对于虚性出血三七无止血作用，因三七本身无补益作用。三七还具有散结、消肿的功效，这其实是化瘀功效的具体体现。临床用其散结、消肿，需注意三七其性是走下的，病位在上者当慎用，而病位在下、在外为之宜。柴老临床中三七多用于痛经患者，取其化瘀止痛之功效。至于子宫肌瘤、卵巢囊肿等，中医属癥瘕范畴的，也需辨其有无瘀血，不是一见癥瘕便活血化瘀。再如卵巢子宫内膜异位囊肿（巧囊），囊内为积血，或子宫腺肌症，尤见痛经者，也可用三七。因月经期盆腔组织本身为充血状态，用活血药有可能加重其症状，因此柴老对于路远的患者，于经期常用一味三七粉冲服，化瘀止痛，且无破血之弊。妊娠出血，因三七有活血化瘀作用，故孕妇慎用。柴老在临床实际工作中，从不用于妊娠期患者。至于服法，柴老常用三七粉，建议不要用药汁冲服，用白开水冲服最佳。

常用量为3g。

二、川芎

川芎味辛、性温，归肝、胆、心包经，具有活血行气、祛风止痛的功效。为血中之气药，上行头目，下行血海，辛温走窜，一往直前，走而不守。《本经》：主中风入脑头痛，寒痹，筋挛缓急，金创，妇人血闭无子。《药性论》：治腰脚软弱，半身不遂，主胞衣不出，治腹内冷痛。《医学启源》：补血，治血虚头痛。王好古：搜肝气，补肝血，润肝燥，补风虚。《本草纲目》：燥湿，止泻痢，行气开郁。芎䓖，血中气药也，肝苦急以辛补之，故血虚者宜之；辛以散之，故气郁者宜之。《本草汇言》：芎䓖，上行头目，下调经水，中开郁结，血中气药。味辛性阳，气善走窜而无阴凝黏滞之态，虽入血分，又能去一切风、调一切气。同苏叶，可以散风寒于表分，同芪、术，可以温中气而通行肝脾，同归、芍，可以生血脉而贯通营阴，若产科、眼科、疮肿科，此为要药。

柴老常以川芎为引经药，上行头目，下入血海，常用治高催乳素血症见头晕头痛者，配以菊花、川贝；或冲任血海瘀阻的闭经患者，与血分药同用。

常用量为 3 ～ 6g。

三、延胡索

延胡索又名玄胡、元胡，味辛，苦，性温。归心，肝，脾经。功效为活血散瘀，行气止痛。它能“行血中气滞，气中血滞，故专治一身上下诸痛”。始载《开宝本草》，言其“主破血，产后诸病因血为者；妇人月经不调，腹中结块，崩中淋露，暴血冲上，因损下血，或酒摩及煮服”。《汤液本草》言其“治心气小腹痛，有神”。清代名医叶天士用延胡索配合行气活血药，治女人经阻少腹痛。《妇科大全》之延胡索散，用治妇人气滞血滞腹痛。

柴老认为，延胡索既能行血中之气，又能行气中之血，为中药中的止痛良药。但其性温且辛散，易伤阴血，阴亏不足者慎用。

常用量 6 ～ 10g。

四、郁金

郁金味辛、苦，性寒，归心、肝、胆经，具有活血止痛、行气解郁、清心凉血、利胆退黄的作用。《药性论》：“治女人宿血气心痛，冷气结聚，温醋摩服之。”《唐本草》：“主血积，下气，生肌，止血，破恶血，血淋，尿血，金疮。 ”《珍珠囊》：“凉心。”《本草衍义补遗》：“治郁遏不能散。”《纲目》：“治血气心腹痛，产后败血冲心欲死，失心颠狂。”《本草正》：“止吐血，衄血；单用治妇人冷气血积，结聚气滞，心腹作痛。”《本草备要》：“行气，解郁。泄血，破瘀。凉心热，散肝郁。治妇人经脉逆行”。

《本草经读》：“郁金，气味苦寒者，谓气寒而善降，味苦而善泄也……若经水不调，因实而闭者，不妨以此决之，若因虚而闭者，是其寇仇。且病起于郁者，即《内经》所谓二阳之病发心脾，大有深旨，若错认此药为解郁而频用之，十不救一。至于怀孕，最忌攻破，此药更不可以沾唇。即在产后，非热结停瘀者，亦不可轻用。若外邪未净者，以此擅攻其内，则邪气乘虚而内陷。若气血两虚者，以此重虚其虚，则气血无根而暴脱。此女科习用郁金之害人也。”又现代药理研究本品有保肝、抑菌、抗感染、止痛以及抗早孕的作用，故孕妇忌用。

柴老认为有疏理之功的药品必有燥性，而燥必伤肝。故郁金常与玉竹同用，以玉竹养阴润燥生津之性佐之，防其过燥。郁金属活血化瘀药，既可入气分又可入血分，善活血止痛，而其性寒，故对肝郁气滞、血瘀化热效尤佳。香附相较于郁金则性偏温，专入气分，善疏肝行气止痛。柴老临床常用郁金治疗乳房疾病。

常用量为6g。

五、丹参

丹参味苦，性微寒，归心、心包、肝经。其作用为活血祛瘀、凉血消痈、养血安神。丹参始载于《神农本草经》，列为上品，曰：“主心腹邪气，肠鸣幽幽如走水，寒热积聚；除瘕、止烦渴，益气”。《本草纲目》：“活血，通心包络。治疝痛。”《妇人明理论》云：“四物汤治妇人病，不问产前产后经水多少，皆可多用，惟一味丹参散，主治与之相同，盖丹参能破宿血，补新血，安生胎，落死胎，止崩中带下，调经脉，其功大类当归、地黄、芎䓖故也”。《本草汇言》：“丹参，善治血分，去滞生新，调经顺脉之药也。”

现代研究：丹参可以扩张冠状动脉、改善心肌缺血状况、降低血压、安神静心、降血糖和抗菌等功效，对月经不调、经闭痛经、癥瘕积聚、胸腹刺痛、热痹疼痛、疮疡肿痛、心烦不眠、肝脾肿大、心绞痛等病症有一定的疗效。此外，近代医学实验证明，丹参还具有抗血小板凝聚、降低血液黏度及调节内外凝血系统的功能，是一种安全又可靠的治疗心脏血管疾病的天然中药。

柴老认为丹参既可养血，又能行血，既可养心，又能安神。但其性微寒，脾虚或寒凝的患者要慎用。

常用量为 10 ～ 15g。

六、红花

红花味辛，性温，归心、肝经，具有活血祛瘀、通经止痛的功效。为妇科常用活血药。《唐本草》:“治口噤不语，血结，产后诸疾。”《开宝本草》:“主产后血运口噤，腹内恶血不尽、绞痛，胎死腹中，并酒煮服。亦主蛊毒下血。”《本草纲目》:“活血，润燥，止痛，散肿，通经。”《本草再新》:“利水消肿，安生胎，堕死胎。”《本草衍义补遗》:“红花，破留血，养血。多用则破血，少用则养血。”《本草汇言》:“红花，破血、行血、和血、调血之药也……凡如经闭不通而寒热交作，或过期腹痛而紫黑淋漓，或跌扑损伤而气血瘀积，或疮疡痛痒而肿溃不安，是皆气血不和之证，非红花不能调。”

现代研究：红花煎剂能使实验动物的在体子宫及离体子宫有兴奋作用；尤其对已孕子宫更为明显；对实验动物有降压作用，能使犬心脏的收缩及扩张增加。还有镇痛、镇静、抗感染的作用。

柴老临床上应用红花并不多，因其活血之力强，走而不守，而闭经患者往往血海不足，不宜用红花破血下血，恐血海更伤，或引起子宫不正常出血。对于血海已充盈，又在氤氲之时，柴老应用少量红花，取其温通辛散之性，帮助排卵。

常用量 3 ～ 6g。

七、桃仁

桃仁味苦、甘，性平，归心、肝、肺、大肠经。具有活血祛瘀、润肠通便、止咳平喘的作用。《本经》:“主瘀血，血闭瘕，邪气，杀小虫。”《本草纲目》:“桃仁行血，宜连皮尖生用；润燥活血，宜汤浸去皮尖炒黄用，或麦麸同炒，或烧存性，各随本方。”《本草经疏》:“桃仁性善破血，散而不收，泻而无补，过用之，及用之不得其当，能使血下不止，损伤真阴。”《药品化义》:“桃仁，味苦能泻血热，体润能滋肠燥。”《本经逢原》:“桃仁，为血瘀血闭之专药。苦以泄滞血，甘以生新血。”

现代研究：桃仁有一定的抗凝作用，对血流阻滞、血行障碍有改善作用，能使各脏器、组织机能恢复正常。桃仁有抗感染、抗过敏、抗肿瘤、镇咳作用。桃仁能促进初产妇子宫收缩及瘀血排出。

柴老认为桃仁活血，少用可以养血，又能通便，多用于月经不调血瘀兼便秘者，或新产后帮助子宫排瘀。大肠有热或大便不爽的可配合槐花，清大肠热结。桃仁、熟地、淫羊藿配伍，用于BBT基线偏高的患者。桃仁又入肝经，对于脂肪肝或转氨酶升高的患者，有保肝的作用。

常用量为6～10g。

八、益母草

益母草味辛、苦，性微寒，入心、肝、膀胱经。有活血、祛瘀、调经、利水消肿、清热解毒之功，为妇产科要药，主治血滞经闭、痛经、经行不畅、产后恶露不尽、瘀滞腹痛等症。《本草衍义》:“治产前产后诸疾，行血养血；难产作膏服。”《本草蒙筌》:“去死胎，安生胎，行瘀血，生新血。治小儿疳痢。”《本草纲目》:“活血，破血，调经，解毒。治胎漏产难，胎衣不下，血晕，血风，血痛，崩中漏下，尿血，泻血，痢，疳，痔疾，打扑内损瘀血，大便、小便不通。”《本草正》:“益母草，性滑而利，善调女人胎产诸证，故有益母之号。”《本草汇言》中谓：“益母草，行血养血，行血而不伤新血，养血而不滞瘀血，诚为血家之圣药也……习俗以为益母草有益于妇人，专一血分，故屡用之。然性善行走，能行血通经，消瘀逐滞甚捷，观其治疗疖肿痈疽，眼目血障，则行血活血可知矣。产后诸疾，因血滞气脉不和者，用之相宜。若执益母之名，施于胎前之病，血虚形怯，营阴不足者；肝虚血少，瞳仁散大者；血脱血崩，阳竭阴走者，概而与之，未尝不取咎也。”而《辨药指南》中也指出：“以此活血行气而不推荡，使血气疏通以除凝滞，大有益于阴分，故云有补阴之功。此非濡润之物，体本枝叶，仅可通散，不可滋补，唯用之疏滞气，即所以养真气，用之行瘀血，即所以生新血耳。”

柴老临床常用益母草和阿胶珠作为对药用于治疗功能失调性子宫出血、流产后出血等病，临床疗效满意。流产后出血，包括人工流产、药物流产以及自然流产后的出血，B超检查宫腔内见或未见残留者，临床表现多见阴道淋漓出血，伴或不伴腹痛，对这些患者，柴老在辨证的基础上加上益母草和阿胶珠，往往效如桴鼓。柴老认为：功血内膜脱落不同步或流产后子宫本有残留而血不循常道，可见阴道不规则出血，其共同特点是阴道出血时间较长，阴血耗伤，外邪易侵。阴虚，一则血滞，二则生内热，热复伤阴血，加之外邪乘虚而入，与瘀热互结，迫血妄行致血流不止。阿胶珠味甘性平，入肺、肝、肾经；有补血、滋阴、润燥、止血之效，而益母草有祛瘀生新之功，二药合用，扶正而不留瘀，活血行血，补血止血，瘀去热清，邪去正安而病除。

现代药理研究表明：益母草煎剂、乙醇浸膏所含益母草碱等对多种动物的子宫均有兴奋作用，对小白鼠有一定的抗着床和抗早孕作用，还有抗血小板聚集、凝集及改善冠脉循环和保护心脏的作用。

常用量为 10 ～ 15g。

九、泽兰

泽兰味苦、辛，性微温，归肝、脾经，具有活血祛瘀、行水消肿的作用。《神农本草经》：“主乳妇内衄，中风余疾，大腹水肿，身面四种浮肿，骨节中水，金疮，痈肿疮疡。”《日华子本草》：“通九窍，利关脉，养血气，破宿血，消癥瘕，产前产后百病，通小肠，长肉生肌，消扑损瘀血，治鼻洪吐血，头风目痛，妇人劳瘦，丈夫面黄。”《本草纲目》：“泽兰走血分，故能治水肿，除痈毒，破瘀血，消徵瘕，而为妇人要药。”

现代药理作用：水煎剂能对抗体外血栓形成，有轻度抑制凝血系统与增强纤溶活性的作用。全草制剂有强心作用。

泽兰化瘀同时有行水之功，故临床上湿瘀互结的患者，柴老常应用泽兰，尤其是多囊卵巢综合征的患者多见。另外，泽兰配冬瓜皮、桔梗、玉蝴蝶等，有消除面部色斑、黄褐斑、青春痘痕等美白功效。

常用量为 10 ～ 12g。

十、月季花

月季花味甘、淡、微苦，性平，归肝经，具有活血调经、疏肝解郁、消肿解毒的功效。由于月季花祛瘀、行气、止痛作用明显，故常被用于治疗月经不调、痛经等病症，是治疗气血不和引起月经病的良药。《本草纲目》：“活血，消肿，敷毒。”《分类草药性》：“止血。治红崩、白带。”《泉州本草》：“通经活血化瘀，清肠胃湿热，泻肺火，止咳，止血止痛，消痈毒。治肺虚咳嗽咯血，痢疾，瘰疬溃烂，痈疽肿毒，妇女月经不调。”

柴老主要用于调经，取其“月季”之意，其花开一月一次如月经一月一行，取类比象，常用于月经量少、月经后错等病。

常用量为 5 ～ 6g。

十一、苏木

苏木味甘、咸、微辛，性平，归心、肝、脾经，有活血通经、祛瘀止痛之功效。《唐本草》：“主破血，产后血胀闷欲死者。”《日华子本草》：“治妇人血气心腹痛，月候不调及蓐劳。排脓止痛，消痈肿扑损瘀血，女人失音，血噤，赤白痢并后分急痛。”《本草经疏》：“苏方木，凡积血与夫产后血胀闷欲死，无非心、肝二经为病，此药咸主入血，辛能走散，败浊瘀积之血行，则二经清宁，而诸证自愈。”《日华子》《海药》所主，悉取其入血行血。辛咸消散，亦兼有软坚润下之功，故能祛一切凝滞留结之血，妇人产后尤为所须耳。

柴老认为：苏木味辛有消散之功，味咸则可软坚散结，对凝滞结聚之邪效佳。柴老认为临床常见的多囊卵巢综合征多为脾肾不足，痰湿结聚，可见卵巢增大，包膜厚，影响卵泡排出，所以经治疗患者气血充盛、脉象渐滑时常加苏木，配蛇床子或杜仲等起画龙点睛之效。

现代研究显示苏木具有抗癌、抗血小板聚集、抗菌及免疫抑制作用。

常用量为10g。

十二、刘寄奴

刘寄奴，味苦，性温，归心、脾经，有破血通经、散瘀止痛之功效。因为它具有破血通经、敛疮消肿之功，医家及民间经常用于跌损瘀痛，和妇女经闭癥瘕、金疮出血之证。《唐本草》：“主破血，下胀。”《日华子本草》：“治心腹痛，下气水胀、血气，通妇人经脉癥结，止霍乱水泻。”《开宝本草》：“疗金疮，止血为要药；产后余疾，下血、止痛。”

柴老认为临床应用本品最好在月经后服用，一般不超过10日，以防月经量过多。

药理研究：刘寄奴有抗菌作用，它对痢疾杆菌、志贺痢疾杆菌有杀菌作用，对福氏痢疾杆菌、鲍氏痢疾杆菌、大肠杆菌及变形杆菌有抑菌作用。

常用量为10g。

十三、三棱

三棱味苦，性平，归肝、脾经。具有破血祛瘀、行气止痛的作用。《开宝本草》:“主老癖癥瘕结块。”《本草纲目》:“三棱能破气散结，故能治诸病，其功可近于香附而力峻，故难久服。”《本草经疏》:“三棱，从血药则治血，从气药则治气。老癖癥瘕积聚结块，未有不由血瘀、气结、食停所致，苦能泄而辛能散，甘能和而入脾，血属阴而有形，此所以能治一切凝结停滞有形之坚积也。体虚、血枯经闭及孕妇禁服。”《医学启源》:“破气损真，气虚人不用。”《本草品汇精要》:“妊娠不可服。”

现代药理研究证实：三棱对离体兔子宫也有兴奋作用。三棱水煎剂给药(每只相当生药10g)，有抑制血小板聚集、延长血栓形成时间、缩短血栓长度和减轻重量的作用，还有延长凝血酶原时间及部分凝血激活酶的趋势，降低全血黏度。其结果为传统活血化瘀药提供了理论依据。

柴老临床上应用三棱并不多，因三棱破血之力强，虚性月经后期、月经量少、闭经的患者并不适用。也正因为其化瘀之性强，有动性，故氤氲期常用车前子配三棱活血通利，促进排卵。

常用量为10g。

第六节　常用理气药

一、香附

香附，原名“莎草”，始载于《名医别录》，列为中品。《唐本草》始称香附子。味辛微苦、甘，性平，入肝、脾、三焦经。其功效为理气解郁，调经止痛，是最常用的理气开郁药，李时珍称之为“气病之总司、女科之主帅”，王好古称之为“妇人之仙药”。《汤液本草》:“香附子，益血中之气药也。方中用治崩漏，是益气而止血也。又能化去凝血，是推陈也。”《滇南本草》:“调血中之气，开郁，宽中，消食，止呕吐。”《本草纲目》:“散时气寒疫，利三焦，解六郁，消饮食积聚，痰饮痞满，跗肿，腹胀，脚气，止心腹、肢体、头、目、齿、耳诸痛，痈疽疮疡，吐血，下血，尿血，妇人崩漏带下，月候不调，胎前产后百病。”《本草经疏》:“莎草根，治妇人崩漏、带下、月经不调者，皆降气、调气、散结、理滞之所致也，盖血不自行，随气而行，气逆而郁，则血亦凝涩，气顺则血亦从之而和畅，此女人崩漏带下、月事不调之病所以咸须之耳。”

现代研究表明：香附可使子宫平滑肌松弛，收缩力减弱，肌张力降低；香附挥发油有雌激素样活性。此外香附还有解热、镇痛、抗感染、抗菌作用。

柴老言其“理血脉，妇女为用”，方中当为佐药，其功用善于止痛，其性平稳，不似延胡索性猛烈，不同川楝子有小毒，用之调理气机和血脉，作用平和。但柴老认为香附为味辛香烈之品，此类药多有燥性，易耗散元气且伤阴。故月经量多、出血期、妊娠期勿用为好。正如《本草述》中所言：“气郁多用香附，或气弱而郁者，必同补剂而用，固也；然有火伤元气以致者，又须降火之剂而佐之，若概谓开气之郁，反以燥助火，而气愈弱愈郁矣，明者审之。”

常用量为 6 ～ 10g。

二、木香

木香，别名广木香，味辛、苦，性温，入脾、胃、大肠、胆经，功效为行气、调中、止痛。是常用的行气药，气行则痛定，故可治一切冷气滞塞疼痛。《本草纲目》:“木香，乃三焦气分之药，能升降诸气。诸气膹郁，皆属于肺，故上焦气滞用之者，乃金郁则泄之也；中气不运，皆属于脾，故中焦气滞宜之者，脾胃喜芳香也；大肠气滞则后重，膀胱气不化则癃淋，肝气郁则为痛，故下焦气滞者宜之，乃塞者通之也。”《本草》言其“治气之总药，和胃气、通心气、降肺气、疏肝气、快脾气、暖肾气、消积气、温寒气、顺逆气、达表气、通里气，管统一身上下内外诸气，独推其功。然性味香燥而猛，如肺虚有热者，血枯脉躁者，阴虚火冲者，心胃痛属火者，元气虚脱者，诸病有伏热者，慎勿轻犯。”《本草求真》:“宽中，为三焦气分要药。然三焦则又以中为要。”《药性论》:“治女人血气刺心心痛不可忍，末，酒服之。”

柴老认为木香虽行气止痛效佳，但其性味辛温，有燥性，津亏阴虚者不宜。妊娠期出现的肠胃不适不宜用木香，虑其味香窜，有走血分、动血之弊，或可少量用砂仁、陈皮以理气。

常用量为3g。

三、乌药

乌药味辛，性温，归肺、脾、肾、膀胱经，其主要功效为行气止痛、温肾散寒，能上理脾胃元气，下通少阴肾经，善于治下焦寒性气痛。《本草拾遗》:“主诸恶心腹痛，宿食不消，天行疫瘴，膀胱肾间冷气攻冲背膂，妇人血气，小儿腹中诸虫。”《本草通玄》:“理七情郁结，气血凝停，霍乱吐泻，痰食稽留。”《本草经疏》:“乌药，辛温散气，病属气虚者忌之。”《本草新编》:“乌药，产妇虚而胎气不顺者，切不可用，用则胎立堕。人以为顺气用之，谁知乌药能顺胎气之实，而不顺胎气之虚乎？不独胎气，凡气虚者，俱不能顺，惟血虚而带郁滞者宜之耳。”

柴老临床常用乌药治疗下焦有结滞，有湿浊，比如慢性盆腔炎或者输卵管有积水的患者，常与荔枝核同用，加强温化作用。但妊娠期患者或气虚患者，不用本品。

乌药具有较为广泛的药理活性，乌药对金黄色葡萄球菌、甲型溶血链球菌、伤寒杆菌、变形杆菌、绿脓杆菌、大肠杆菌均有抑制作用。另外，鲜乌药叶也有抗菌作用。亦有报道乌药有抗凝血酶作用。乌药的水、醇提取物具有较强的镇痛、抗感染作用。

常用量为6g。

四、荔枝核

荔枝核味甘涩、微苦，性温。行气散结，祛寒止痛为其主要功效，适用于各种气滞作痛。《本草衍义》："治心痛及小肠气。"《本草纲目》："行散滞气，治颓疝气痛，妇人血气痛。"《本草备要》："入肝肾，散滞气，辟寒邪，治胃脘痛，妇人血气痛。"

现代研究表明荔枝核干浸膏可使血糖下降，肝糖元含量亦显著降低。还能对抗鼠伤寒沙门氏菌的诱变作用。

柴老常用荔枝核配桂枝，温化水饮，行气散结，针对输卵管积水的患者疗效颇佳。

常用量为10g。

五、玫瑰花

玫瑰花味甘、微苦，性温，归肝、脾经。功效为行气解郁、和血散瘀止痛。《本草正义》："玫瑰花，香气最浓，清而不浊，和而不猛，柔肝醒胃，流气活血，宣通窒滞而绝无辛温刚燥之弊，断推气分药之中最有捷效而最为驯良者，芳香诸品，殆无其匹。"《本草纲目拾遗》："能和血平肝，养胃，宽胸，散郁。点酒服。"《药性考》："行血破积，损伤瘀痛，浸酒饮。"《本草再新》："疏肝胆之郁气，健脾降火。治腹中冷痛，胃脘积寒，兼能破血。"《随息居饮食谱》："调中活血，疏郁结，辟秽，和肝。酿酒可消乳癖。"

现代药理研究：玫瑰油对大鼠有促进胆汁分泌作用，玫瑰花对实验性动物心肌缺血有一定保护作用。

临床应用时柴老认为玫瑰花有活血之性，若用于疏肝则用量宜小，一般不超过6g。对青少年患者，则很少用此药，因柴老认为玫瑰花其性漂浮，而青少年血海本易受扰动，故不用。世人喜用玫瑰花代茶饮，以求养颜之效，柴老不甚赞同，药皆有偏性，本品偏温，久用动血伤阴，月经提前、月经量多者尤其慎用。

常用量为 5 ～ 6g。

六、绿萼梅

绿萼梅其花色洁白，香味极浓，故又称“白梅花”，有“花中君子”的美称。味酸、涩，性平，入肝、胃、肺经。具有疏肝解郁、和中、化痰的作用。《本草纲目拾遗》:“《百花镜》: 梅花，有红、白、绿萼，千叶、单叶之分，惟单叶绿萼入药尤良，含苞者力胜……开胃散邪，煮粥食，助清阳之气上升，蒸露点茶，生津止渴，解暑涤烦。”《饮片新参》:“绿萼梅平肝和胃，止脘痛、头晕，进饮食。”

柴老临床常将该品用于更年期及卵巢早衰患者以疏肝理气。究其原因，柴老研究疏肝理气药时发现，除川楝子味苦性寒、绿萼梅味微酸涩性平外，其余药的性味或辛或温或辛温兼而有之，如青皮、枳实、木香、荔枝核、乌药、佛手、香橼均为辛温之品，香附为辛苦甘平，玫瑰花为甘苦温等。更年期患者肝肾之阴不足，水不涵木，出现肝阳偏亢的诸多肝经症状，此时若用香附之类，其辛温之性疏理肝气的同时必伤阴；卵巢早衰阴虚内热是其常见证型，而患者发病原因中情绪致病的占很大一部分，所以治疗时滋阴养血疏肝是常法。故对此类患者，选用绿萼梅既能疏肝解郁又无伤阴之弊。柴老强调，不能说选用别的疏肝药为错，只是提醒我们要注意药物的两面性，利者用之，弊者避之或佐制之而已。

常用量为 6g。

七、大腹皮

大腹皮为槟榔的果皮，味辛，性微温，归脾、胃、大肠、小肠经。功效为下气宽中、利水消肿。《日华子本草》:“下一切气，止霍乱，通大小肠，健脾开胃，调中。"《本草纲目》："降逆气，消肌肤中水气浮肿，脚气壅逆，瘴疟痞满，胎气恶阻胀闷。"《本草再新》："泻肺，和胃气，利湿追风，宽肠消肿，理腰脚气，治疟疾泻痢。"《本草汇言》："大腹皮，宽中利气之捷药也。"《本草再新》："泻肺，和胃气，利湿追风，宽肠消肿，理腰脚气，治疟疾泻痢。"

柴老临床常用大腹皮理肠胃之气，消肠胃之滞，认为其作用较枳实、枳壳要缓和。肠胃积滞，蕴而生热，柴老常与槐花作为药对同用。大腹皮味辛，微温，槐花味苦性凉，走大肠经，两者合用既可以导大肠之滞，又可以清大肠之热。虽然有的书上记载大腹皮治疗妊娠恶阻、胸满腹胀，但《本草经疏》中言其辛散破气，故柴老临床也是不用的。

常用量为 10g。

八、川楝子

川楝子味苦，性寒，有小毒，归肝、胃、小肠、膀胱经。具有疏肝泄热、行气止痛、杀虫、疗癣的功效，行气止痛宜炒用，杀虫宜生用。《本经》："主温疾、伤寒太热烦狂，杀三虫疥窃，利小便水道。"《药性论》："主人中大热，狂，失心躁闷，作汤浴。"《医林纂要》："泻心火，坚肾水，清肺金，清肝火。核：治疝，去痼冷。"《本草求原》："治淋病茎痛引胁，遗精，积聚，诸逆冲上，溲下血，头痛，牙宣出血，杀虫。"

柴老认为川楝子止痛效果好，由于其性味苦寒，故主要用于辨证属热性或湿热结聚，局部表现有水肿，临床症状疼痛明显者。如用于盆腔炎性疾病、子宫内膜异位等，实际应用时常配合炒蒲黄或川芎等入血分的药。

本品因有小毒，用量不宜过大，柴老用量最多 6g，且用药时间不宜过长。

现代研究本品有驱蛔虫作用，有效成分为川楝素，它的乙醇提取物作用强；大剂量川楝素可引起呼吸衰竭，主要由于它对中枢的抑制作用。

常用量为 3 ～ 6g。

九、莱菔子

莱菔子味辛、甘，性平，归肺、脾、胃经。其功效为消食除胀，降气化痰。莱菔子炒用，降多于升；生用则升多于降，能涌吐痰涎。《本草纲目》："莱菔子之功，长于利气。生能升，熟能降，升则吐风痰，散风寒，发疮疹；降则定痰喘咳嗽，调下痢后重，止内痛，皆是利气之效。"《本草经疏》："莱菔子，味辛过于根，以其辛甚，故升降之功亦烈于根也。"《医学衷中参西录》："莱菔子，无论或生或炒，皆能顺气开郁，消胀除满，此乃化气之品，非破气之品。盖凡理气之药，单服久服，未有不伤气者，而莱菔子炒熟为末，每饭后移时服钱许，借以消食顺气，转不伤气，因其能多进饮食，气分自得其养也。若用以除满开郁，而以参、芪、术诸药佐之，虽多服久服，亦何至伤气分乎。"

柴老临床常用作治疗实证的佐药，如更年期下肢浮肿、大便秘结或月经量少者。现代研究显示莱菔子具有抗病原微生物、解毒、降压的作用。

常用量为10g。

第七节　常用利湿药

一、茯苓和茯苓皮

茯苓味甘、淡，性平，归心、肾、脾经。具有利水渗湿、益脾和胃、宁心安神之功用，利湿而不伤正气。《本经》："主胸胁逆气，忧恚惊邪恐悸，心下结痛，寒热烦满，咳逆，口焦舌干，利小便。"《药性论》："开胃，止呕逆，善安心神。主肺痿痰壅。治小儿惊痫，心腹胀满，妇人热淋。"《日华子本草》:“补五劳七伤，安胎，暖腰膝，开心益智，止健忘。”《本草衍义》:“茯苓、茯神，行水之功多，益心脾不可阙也。”《用药心法》:“茯苓，淡能利窍，甘以助阳，除湿之圣药也。味甘平补阳，益脾逐水，生津导气。”《医学启源》:“除湿，利腰脐间血，和中益气为主。治溺黄或赤而不利。但阴虚而无湿热、虚寒滑精、气虚下陷者慎服。”

现代研究表明：茯苓中的主要成分为茯苓聚糖，含量很高。对多种细菌有抑制作用；能降胃酸，对消化道溃疡有预防效果；对肝损伤有明显的保护作用；有抗肿瘤的作用；能多方面对免疫功能进行调节；能使化疗所致减少的白细胞加速回升；有镇静的作用。

茯苓皮，具有利水消肿之功，主治水肿腹胀，面浮脚肿，妊娠胎水。柴老临床善用茯苓皮治疗羊水过多，或曾有羊水过多史，或有畸胎史的患者，用量为 10 ～ 15g。

二、薏米

薏米，味甘、淡，性微寒，归脾、胃、肺经，具有利水渗湿、健脾、除痹、止泻、清热排脓的功效。《药品化义》:“薏米，味甘气和，清中浊品，能健脾阴，大益肠胃。主治脾虚泻，致成水肿，风湿盘缓，致成手足无力，不能屈伸。盖因湿胜则土败，土胜则气复，肿自消而力自生。取其入肺，滋养化源，用治上焦消渴，肺痈肠痈。又取其味厚沉下，用治脚气肿痛，肠红崩漏。若咳血久而食少者，假以气和力缓，倍用无不效。”《本草述》:“薏米，除湿而不如二术助燥，清热而不如芩、连辈损阴，益气而不如参、术辈犹滋湿热，诚为益中气要药。然其味淡，其力缓，如不合群以济，厚集以投，冀其奏速然之效也能乎哉？”《本草新编》:“薏仁最善利水，不至损耗真阴之气，凡湿盛在下身者，最宜用之，视病之轻重，准用药之多寡，则阴阳不伤，而湿病易去。故凡遇水湿之症，用薏仁一二两为君，而佐之健脾去湿之味，未有不速于奏效者也，倘薄其气味之平和而轻用之，无益也。”《本经疏证》:

“论者谓益气、除湿、和中，健脾，薏苡与术略似，而不知毫厘之差，千里之谬也。盖以云乎气，则术温而薏苡微寒，以云乎味，则术甘辛而薏苡甘淡。且术气味俱厚，薏苡气味俱薄，为迥不相侔也。”《本草纲目》记载：“健脾益胃，补肺清热，去风去湿。”薏米有渗湿、健脾两大功能，传统上用于小便不利、水肿、脚气、湿温、泄泻、带下、痹痛等症状。

现代研究显示薏米具有镇静、镇痛及解热作用；抗肿瘤、抗感染作用，薏米油对细胞免疫、体液免疫有促进作用。降血糖，降血钙，延缓衰老，提高机体的免疫能力。薏米又是一种美容食品，常食可以保持人体皮肤光泽细腻，消除粉刺、雀斑、老年斑、妊娠斑、蝴蝶斑，对脱屑、痤疮、皲裂、皮肤粗糙等都有良好疗效。

柴老常用薏米，除了可以利湿，亦可健脾，多用于脾虚有湿或痰湿壅滞的病人。对多囊卵巢综合征患者证属湿阻下焦者尤宜。

常用量为 10 ～ 15g。

三、泽泻

泽泻味甘、淡，性寒，入肾、膀胱经，具有利水渗湿、泄热通淋的功效。《本经》：“主风寒湿痹，乳难，消水，养五脏，益气力，肥健。”《名医别录》：“补虚损五劳，除五脏痞满，起阴气，止泄精、消渴、淋沥，逐膀胱、三焦停水。”《药性论》：“主肾虚精自出，治五淋，利膀胱热，宣通水道。”《日华子本草》：“治五劳七伤，主头旋、耳虚鸣，筋骨挛缩，通小肠，止遗沥、尿血。”《本草衍义》：“泽泻，其功尤长于行水。”《本草蒙筌》：“泽泻，多服虽则目昏，暴服亦能明目，其义何也？盖泻伏水，去留垢，故明目；小便利，肾气虚，故目昏。二者不可不知。”《本草纲目》：“渗湿热，行痰饮，止呕吐、泻痢、疝痛、脚气。”

现代研究表明：泽泻有降血脂、血糖，利尿，轻度降血压的作用，降低细胞免疫功能。

柴老认为泽泻有泄热通窍作用，故妊娠期和崩漏患者一般不用本品。此外，柴老曾用泽泻治疗血小板增多症，故血小板少的患者最好慎用。泽泻配桂枝是柴老常用的药物组合，二者合用，温阳除湿，常用于多囊卵巢综合征患者，以改善脾肾不足所致的水湿代谢紊乱。另一方面，柴老用泽泻泻肾火，临床用治阳强效果满意，治疗性功能亢进时也可考虑选用。

常用量为 10 ～ 12g。

四、冬瓜皮

冬瓜皮味甘，性微寒，归肺、小肠经，有利水消肿的功效。《滇南本草》："止渴，消痰，利小便，治中风。"《本草纲目》："马汗入疮肿痛，阴干为末涂之，又主折伤损痛。"《本草再新》："走皮肤，去湿追风，补脾泻火。"《重庆堂随笔》："解风热，消浮肿。"《分类草药性》："治水肿，痔疮。"

现代药理学研究：冬瓜皮富含糖类、蛋白质、维生素 C。

柴老临床常用冬瓜皮配伍泽兰、桔梗治疗面有黑斑，或色素沉着。另外，以冬瓜皮配伍荷叶，有消肥的功效。

常用量为 10 ～ 15g。

五、车前子

车前子始载于《本经》，味甘，性寒，归肾、肝、肺经，有利水通淋、止泻、清肝明目、清肺化痰之功效。《本经》："主气癃、止痛，利水道小便，除湿痹。"《药性论》："能去风毒，肝中风热，毒风冲眼目，赤痛障翳，脑痛泪出，去心胸烦热。"《日华子本草》："通小便淋涩，壮阳。治脱精，心烦，下气。"《本草经疏》："车前子，其主气癃、止痛，通肾气也。小便利则湿去，湿去则痹除。伤中者必内起烦热，甘寒而润下，则烦热解，故主伤中。女子淋漓不欲食，是脾肾交病也，湿去则脾健而思食，气通则淋漓自止，水利则无胃家湿热之气上熏，而肺得所养矣。男女阴中俱有二窍，一窍通精，一窍通水。二窍不并开，故水窍常开，则小便利而湿热外泄，不致鼓动真阳之火，则精窍常闭而无漏泄，久久则真火宁谧，而精用益固，精固则阴强，精盛则生子。肾气固即是水脏足，故明目及疗赤痛。肝、肾、膀胱三经之要药也。"《本草汇言》："车前子，行肝疏肾，畅郁和阳，同补肾药用，令强阴有子；同和肝药用，治目赤目昏；同清热药用，止痢疾火郁；同舒筋药用能利湿行气，健运足膝，有速应之验也。设情动过节，膀胱虚，气艰于化而津不行、溺不出者，单用车前疏泄，闭愈甚矣，必加参、苓、甘、麦，养气节欲，则津自行，溺乃出也。"《医林纂要》："车前子，功用似泽泻，但彼专去肾之邪水，此则兼去脾之积湿；彼用根，专下部，此用子，兼润心肾。又甘能补，故古人谓其强阴益精。"

柴老临床使用车前子取其走下通利之功，而用于实证。治疗多囊卵巢综合征时常常配伍薏米、杜仲以补肾除湿走下。对于闭经患者，柴老需待血海充实、脉呈滑象时，才于方中加入本品，以助走下之力。

常用量为10g。

六、瞿麦

瞿麦味苦，性寒，归心、小肠、膀胱经，其功效为利水通淋、活血通经。《本草正》："瞿麦，性滑利，能通小便，降阴火，除五淋，利血脉。兼凉药亦消眼目肿痛；兼血药则能通经破血下胎。凡下焦湿热疼痛诸病，皆可用之。"《神农本草经》："味苦，寒。主治关格诸癃结，小便不通，出刺，决痈肿，明目去翳，破胎堕子，下闭血。"《名医别录》："味辛，无毒。主养肾气。逐膀胱邪逆，止霍乱，长毛发。"《日华子本草》："催生。治月经不通，破血块，排脓。"《开宝本草》："味苦、辛，寒，无毒。养肾气，逐膀胱邪逆，止霍乱，长毛发。"《本草图经》："古今方通心经、利小肠为最要。"《景岳全书》："味苦，微寒，降也，性滑利。能通小便，降阴火，除五淋，利血脉。兼凉药亦消眼肿痛，兼血药则能通经破血下胎。凡下焦湿热疼痛诸病，皆可用之。"

柴老认为瞿麦其性走下，善除湿，常用于子宫内膜异位症患者，若疼痛明显，考虑局部炎症反应明显，常瞿麦与金银花同用，或瞿麦与川芎同用，或瞿麦、金银花、川芎三药同用，以达到走血分、除湿、清热、解毒的作用。对于不全流产者，症见阴道出血不多，辅助检查中血 HCG 未恢复正常，B 超提示宫内有残留，近期不宜再度刮宫者，柴老在密切观察下常用本品加紫草、川芎、益母草，以达到治疗目的。临床诊治中，多例类似病例确可见到预期效果。

常用量为 6g。

七、萆薢

萆薢味苦，性平，归肝、胃、膀胱经，有利湿浊、祛风湿的作用。《本草通玄》:“萆薢，胃与肝药也，搜风去湿，补肾强筋。”《药品化义》:“萆薢，性味淡薄，长于渗湿，带苦亦能降下。主治风寒湿痹，男子白浊，茎中作痛，女人白带，病由胃中浊气下流所致。以此入胃祛湿，其症自愈。又治疮痒恶疠，湿郁肌肤，营卫不得宣行，致筋脉拘挛，手足不便。以此渗脾湿，能令血脉调和也。”《本经》:“主腰背痛，强骨节，风寒湿周痹，恶疮不疗，热气。”《药性论》:“治冷风顽痹，腰脚不遂，手足惊掣，主男子腰痛久冷，是肾间有膀胱宿水。”

柴老认为萆薢性味淡薄，具有分清化浊、利水化湿、通痹止痛的作用，对于关节不利、腰膝痹痛、小便浑浊诸症，以及女子带下，尤其是下焦湿浊所致，疗效显著。

常用量为 10g。

八、茵陈

茵陈味苦、辛，性微寒。归脾、胃、肝、胆经。具有清利湿热、退黄疸之功。《本经》:“主风湿寒热邪气，热结黄疸。”《本草正义》:“茵陈，味淡利水，乃治脾胃二家湿热之专药。湿疸、酒疸，身黄溲赤如酱，皆胃土蕴湿积热之证，古今皆以此物为主，其效甚速……凡下焦湿热瘙痒，及足胫浮肿，湿疮流水，并皆治之。其阴黄一证，虽曰虚寒，然亦内有蕴热，故能发现黄色，则以入于温经队中而扫荡之，即仲景茵陈附子之法。”

现代药理研究表明：茵陈有保肝、利胆、解热、降压、降脂作用。同时有抗菌、消炎、提高机体免疫力的作用。

对于湿邪偏重的患者，用茵陈祛湿，柴老在用时常会配伍荷叶或扁豆，但应注意，此时不宜用滋腻药物。

常用量为 10g。

第八节　常用止血药

一、大蓟、小蓟

大蓟、小蓟，味甘、苦，性凉，归心、肝经，有凉血止血、散瘀解毒消痈之功。主治血热出血证、热毒痈肿。

《医学衷中参西录》:“鲜小蓟根，味微辛，气微腥，性凉而润。为其气腥与血同臭，且又性凉濡润，故善入血分，最清血分之热，凡咳血、吐血、衄血、二便下血之因热者，服者莫不立愈。又善治肺病结核，无论何期，用之皆宜，即单用亦可奏效。并治一切疮疡肿痛、花柳毒淋、下血涩疼，盖其性不但能凉血止血，兼能活血解毒，是以有以上种种诸效也。其凉润之性，又善滋阴养血，治血虚发热；治女子血崩赤带，其因热者用之亦效。”《本草求源》:“小蓟则甘平胜，不甚苦，专以退热去烦，使火清而血归经，是保血在于凉血。"《名医别录》："（大蓟）主女子赤白沃，安胎，止吐血，鼻衄，令人肥健。"《本草经疏》："大蓟根，陶云有毒，误也。女子赤白沃，血热所致也，胎因热则不安，血热妄行，溢出上窍则吐衄。大蓟根最能凉血，血热解，则诸证自愈矣。"《本草新编》："大蓟，破血止血甚奇，消肿安崩亦效，去毒亦神。但用于初起之血症大获奇功，而不能治久伤之血症也。盖性过于凉，非胃所善，可以降火，而不可以培土故耳。"

大、小二蓟，首载于《名医别录》，因其性状、功用有相似之处，故大小蓟常混称。至《证类本草》《救荒本草》《本草纲目》才逐渐将其区别开来。二者均能凉血止血，散瘀解毒消痈，广泛用治血热出血诸证及热毒疮疡。然大蓟散瘀消痈力强，止血作用广泛，故对吐血、咯血及崩漏下血尤为适宜；小蓟兼能利尿通淋，故以治血尿、血淋为佳。《本经逢原》："大蓟、小蓟皆能破血。大蓟根主女子赤白沃下，止吐血鼻衄，凉而能行，行而带补，兼疗痈肿。小蓟根专于破血，不能消肿，有破宿生新之功，吐血血崩之用，但其力微，只可退热，不似大蓟能破瘀散毒也。"《本草便读》："小蓟功专破血治淋，心与小肠膀胱之药。大蓟则略带辛味，虽能消痈，亦不过因其散血之用。"《日华子本草》："小蓟力微，只可退热，不似大蓟能补养下气。"

柴老常大蓟、小蓟同用，用于血热引起的经期延长、崩漏或热淋、血淋。临床常与生牡蛎、益母草合用，以化瘀固冲。因心与小肠相表里，有时运用大蓟、小蓟清心火。

常用量为 10 ～ 12g。

二、侧柏炭

侧柏叶味苦、涩，性寒，归肺、肝、脾经。有凉血止血、化痰止咳、生发乌发之功。主治血热出血证、肺热咳嗽、脱发、须发早白等。

《本草汇言》："侧柏叶，止流血，祛风湿之药也。凡吐血、衄血、崩血、便血，血热流溢于经络者，捣汁服之立止。凡历节风痱周身走注，痛极不能转动者，煮汁饮之即定。惟热伤血分与风湿伤筋者，两病专司其用。但性味苦寒多燥，如血病系热极妄行者可用，如阴虚肺燥，因咳动血者勿用也。如痹病系风湿闭滞者可用，如肝肾两亏，血枯髓败者勿用也。”

《本草求真》：“服此大能伐胃。虽有止血凉血之功，而气味与血无情，不过仗金气以制木，借炒黑以止血耳。《名医别录》称为补益，似属未是，但涂烫火伤损，生肌杀虫，灸罨冻疮，汁染须发最佳。”

《本经逢原》：“柏叶性寒而燥，大能伐胃。虽有止衄之功，而无阳生之力，故亡血虚家不宜擅服。然配合之力，功过悬殊，如《金匮》柏叶汤，同姜、艾止吐血不止，当无此虑矣。若《济急方》同黄连治小便血；《圣济总录》同芍药治月水不断，纵藉酒之辛温，以行苦寒之势，但酒力易过，苦寒长留，每致减食作泻，瘀积不散，是岂柏叶之过欤？”

《药品化义》：“侧柏叶，味苦滋阴，带涩敛血，专清上部逆血。”

自元代葛可久提出“血见黑则止”的炭药止血理论，炭药品种大量增加，并多用于出血类疾病，自此，炭药的应用逐步集中在止血方面。中药制炭后显示出的作用，是因其物质基础发生了变化，促进血液凝固过程及抗纤维蛋白溶解过程，降低血管通透性和加强血管的收缩反应，也就缩短了出血和凝血时间，表现为止血作用加强等。

三、仙鹤草

仙鹤草味苦、涩，性平，归心、肝经。有收敛止血、止痢、截疟、补虚之功。主治出血证，腹泻、痢疾，疟疾寒热，脱力劳伤等。《滇南本草》：“调治妇人月经或前或后，红崩白带，面寒背寒，腰痛，发热气胀，赤白痢疾。”《本草纲目拾遗》：“葛祖方：消宿食，散中满，下气，疗吐血各病，翻胃噎膈，疟疾，喉痹，闪挫，肠风下血，崩痢，食积，黄白疸，疔肿痈疽，肺痈，乳痈，痔肿。"《本草求真》："叶蒸醋，贴烂疮，最去腐，消肿，洗风湿烂脚。"

柴老认为仙鹤草止血之力较强，且有补益作用，多用于崩漏见舌淡脉弱者。

常用量为10g。

四、地榆炭

地榆味苦、酸、涩，性微寒，归肝、大肠经。有凉血止血、解毒敛疮之功。主治血热出血证、烫伤、湿疹、疮疡痈肿等。

《本草纲目》："地榆，除下焦热，治大小便血证。止血，取上截切片炒用，其梢能行血，不可不知。杨士瀛云：诸疮痈者加地榆，痒者加黄芩。"《本草求真》："地榆苦酸微寒，性沉而涩。诸书皆言因其苦寒，则能入于下焦血分除热，俾热悉从下解。又言性沉而涩，凡人症患吐衄崩中、肠风血痢等症，得此则能涩血不解。按此不无两歧。讵知其热不除则血不止，其热既清则血自安。且其性主收敛，既能清降，又能收涩，则清不虑其过泄，涩亦不虑其或滞，实为解热止血药也。"《本草正义》："地榆苦寒，为凉血之专剂。妇人乳痛带下，多由于肝经郁火不疏，苦寒以清泄之，则肝气疏达，斯痛可已，而带可止。然气滞痰凝之乳痛，及气虚不摄之带下，非其治也。止痛除恶肉，皆以外疡言之，血热火盛，则痛而多恶肉，地榆清热凉血，故止疡患作痛，而能除恶肉。"

《本经》又疗金疮，《别录》谓止脓血，恶疮热疮，可作金疮膏，皆即此清火凉血之功用。且所谓主七伤，补绝伤，亦皆指外疡言之，非谓地榆苦寒，能治虚损之劳伤也。止汗而除消渴，皆寒以胜热之效。消酒者，即苦寒以胜湿退热也。《本草便读》："地榆入肝凉血，是基本功。痔痢等证虽由于大肠，然皆出于血分中之湿热。地榆能除血中之热，热除则湿自去耳。地榆非疏风药，不过血热则生风，血凉则风自息矣。至其治崩者，亦由血为热妄逼而行所致，当炙黑用之。如因脾虚肝郁，不因血热者，不可用也。”

对于地榆炭，柴老认为其主要走大肠经，主治大肠热盛出血。

常用量为 10 ～ 30g。

五、棕榈炭

棕榈炭味苦、涩，性平，归肝、肺、大肠经。有收敛止血之功。主治出血证。此外，本品苦涩收敛，且能止泻止带，尚可用于久泻久痢，妇人带下。

《本草拾遗》：“烧作灰，主破血止血。”《本草纲目》：“棕皮性涩，若失血去多，瘀滞已尽者，用之切当，所谓涩可去脱也。与乱发同用更良，年久败棕入药尤妙。”《本草经疏》：“其味苦涩，气平无毒。《本经》主诸病皆烧灰用者，凡血得热则行，得黑灰则止，故主鼻洪、吐衄；苦能泻热，涩可去脱，故主崩中带下及肠风、赤白痢也；止血固脱之性而能消瘀血，故能破癥也。凡失血过多内无瘀滞者，用之切当。”《本草便读》：“棕榈皮，其皮有丝，纵横如织，如人之络。味苦涩，性平，入肝达肺。炒黑能入血分，止一切血，凡鼻衄吐血，肠风崩带，内无邪热者，皆可用之。然苦能泄热，苦可下行，暴病亦有用之者，在乎运用耳。”

常用量为 10g。

第九节　常用安胎药

一、菟丝子和覆盆子

见补肾药。

二、莲须

莲须味甘、涩，性平，归心、肾经。有清心、益肾、涩精、止血的功效。《本草蒙筌》:“益肾，涩精，固髓。”《本草纲目》:“清心通肾，固精气，乌须发，悦颜色，益血，止血崩、吐血。”《本经逢原》:“莲须，清心通肾，以其味涩，故为秘涩精气之要药。《本草通玄》:” 治男子肾泄，女子崩带。”《会约医镜》:“除泻痢。”《本草再新》:“清心肺之虚热，解暑除烦，生津止渴。”

常用量为 5g。

三、山药

见益气药。

四、苎麻根

苎麻根味甘，性寒，归心、肝经，有凉血止血、清热安胎、利尿、解毒之功效。《日华子本草》用以治“心膈热，漏胎下血，胎前产后心烦，天行热疾，大渴发狂，及服金石药人心热，罯毒箭、蛇虫咬，皆以其性寒能解热凉血故也。”《医林纂要·药性》:“孕妇两三月后，相火日盛，血益热，胎多不安。苎根甘咸入心，能布散其光明，而不为郁热，此安胎良药也。”《本草便读》:“苎麻根，甘寒养阴，长于滑窍凉血，血分有湿热者亦属相宜。大抵胎动因于血热者多，或因伤血瘀者亦有之。安胎之义，其即此乎。”

现代研究苎麻根有止血作用，能缩短出血和凝血时间。苎麻根还有抑菌作用，其所含的有机酸盐和生物碱在体外对革兰阳性菌和阴性菌均有抑制作用。其中溶血性链球菌、肺炎球菌、大肠杆菌、炭疽杆菌对有机酸盐高度敏感；沙门菌对生物碱高度敏感。

常用量为 6 ～ 10g。

五、黄芩

黄芩味苦，性寒，归肺、胆、脾胃、大肠、小肠经。功效为清热燥湿，泻火解毒，止血，安胎，降血压。《药对》："黄芩，得厚朴、黄连止腹痛；得五味子、牡蒙、牡蛎令人有子；得黄芪、白蔹、赤小豆疗鼠瘘。"《本草图经》："张仲景治伤寒心下痞满，泻心汤四方皆用黄芩，以其主诸热，利小肠故也。又太阳病下之利不止，有葛根黄芩黄连汤；及主妊娠安胎散，亦多用黄芩。"《医学启源》："黄芩，治肺中湿热，疗上热目中肿赤，瘀血壅盛，必用之药。泄肺中火邪上逆于隔上，补膀胱之寒水不足，乃滋其化源。"《主治秘诀》云："其用有九：泻肺经热，一也；夏月须用，二也；上焦及皮肤风热，三也；去诸热，四也；妇人产后，养阴退阳，五也；利胸中气，六也；消隔上痰，七也；除上焦热及脾湿，八也；安胎，九也。"

现代研究，黄芩有抗感染、抗菌、抗病毒，以及保肝利胆，降血压、降血脂、解热、镇静、调节免疫功能的作用。

胎漏者可用黄芩炭止血。

常用量为 10g。

六、椿皮

椿皮味苦、涩，性寒，归大肠、胃、肝经。功效为清热燥湿，收涩止带，止泻，止血，杀虫。《本草通玄》："椿皮，专以固摄为用，故泻痢肠风，遗浊崩带者，并主之。"《药性论》："治赤白痢，肠滑，痔疾泻血不注。"《食疗本草》："主疳痢，杀蛔虫。""女子血崩及产后血不止，月信来多，亦止赤带下。"《本草拾遗》："主赤白久痢，疳虫，去疥，主下血。"《日华子本草》："止泻及肠风，能缩小便。"《本草衍义补遗》："能涩血。朱震亨：治赤白浊，赤白带，湿气下痢，精滑梦遗，燥下湿，去肺胃陈积之痰。”《医林纂要》：“泄肺逆，燥脾湿，行气分湿热。”《本草再新》：“去肺胃之痰火。”《现代实用中药》：“内服治妇人子宫出血及产后出血、子宫炎、肠炎、赤痢、肠出血、膀胱及尿道炎症、淋病等，有消炎、制泌、止血之功；又治神经痛及肝脏、脾脏等疾患。”

药理研究：椿皮具有抗菌作用，对急性细菌性痢疾、阿米巴痢疾、便血、溃疡病以及蛔虫病、宫颈癌都有一定的治疗作用。

因椿皮性寒，孕期见热性出血者可用，但不宜多用，常用量为 3 ～ 6g。

第十节　其他常用药

一、柴胡

柴胡味苦、辛，性微寒，入肝经、胆经，具有疏肝利胆、疏气解郁、散火之功效。这是柴胡的一般功用。柴老给我们讲述了多年前的病例，正是那些病例让柴老对柴胡有了更深的理解。

女性患者，年龄 16 岁左右，已有第二性征发育。来就诊时，柴老观察到患者两腿擦着走路，坐下时抖腿。究其病因，患者幼年时曾被猥亵，此后落病。就诊时，患者正患感冒，柴老欲处方感冒冲剂，患者拒服，原因是该药组成里有柴胡，患者诉只要服含柴胡方剂，病情就会加重。

柴老介绍的第二个病例，也是女性患者，因心里烦躁难以忍受，以手抓墙而致其指甲破损，却不知疼痛，就诊时给柴老看其触目惊心的破甲，问其原因，是服用了某大夫仿照许公岩处方，用柴胡 1 两后所致。柴老当时治疗以乌梅、川柏为主，以收下焦相火、清下焦妄动之火，收效良好。

由此，柴老认识到柴胡若用之不当，有启动相火之弊。故柴老临床上对青少年、围绝经期患者慎用柴胡，尤其青少年最好不用，若需清热疏肝，可用合欢皮；精神分裂患者，多有性活动异常，柴胡亦当慎用。而中年患者，月经正常者，柴胡最多用至5g，一般用量3g。

关于柴胡，柴老介绍各医家用法各异。许公岩为脾湿派，喜用柴胡疏肝木、健脾土，最多用量至2～3两，其方多为小方，一般4～5味药。而刘奉五，治疗妇科病一般柴胡用1.5～2钱（4.5～6g），以疏肝、止血，且多与白芍同用。

二、葛根

葛根，性甘平，味辛，入脾、胃经。张元素："通行足阳明经。"《神农本草经》列为中品，并记载其"味甘，平。主消渴，身大热，呕吐，诸痹，起阴气，解诸毒。"《本草正义》云："葛根气味皆薄，最能升发脾胃清阳之气。"张璐又云："胃气升发，诸邪毒自不能留而解散矣。"

《伤寒论》中，张仲景以桂枝加葛根汤用于治疗"太阳病，项背强几几，反汗出恶风者"。其中，"太阳病，汗出恶风"为桂枝汤所主治，加上一味葛根，便可以治疗"项背强几几"，缓解颈项部肌肉强硬、拘急不舒以及痉挛感。这也提示葛根的作用部位。陆渊雷在《伤寒论今释》中谈及桂枝加葛根汤证时说："项背何故强，因肌肉神经拘急故也……葛根能摄取消化器官之营养液，而外输于肌肉，故能治项背强痛，本草经言葛根能起阴气，即输送津液之谓。"由此可知葛根解散太阳、阳明经肌肉之邪气的机理又与葛根"起阴气，升津液"有密切联系。《本草拾遗》又言葛根"生者破血"。

综上所述，葛根作为阳明经常用药，主要取其升阳解肌、透疹止泻、除烦止渴的功能。

妇科疾患有其自身的特点。面部长斑的患者多性急易怒，脾气急躁或性格内向、抑郁，肝郁不舒，木壅土郁，致使局部阴液不能上达，肌肤失养致其色泽失常，此其一；再者，此类患者年龄多在30～40岁，阴气已不足，如《素问·上古天真论》所言："五七，阳明脉衰，面始焦，发始堕；六七，三阳脉衰于上，面皆焦，发始白。"再有面部为阳明经循行部位，此时用葛根，一则取其阳明经引经药，引药到达病所；二则，如《神农本草经》所言"起阴气"，也即"起阴气，升津液"（陆渊雷所言）之意，经络得通，肌肤得养，故面斑得消。

柴老临床治疗妇科疾病时，若患者伴有面部黑斑、黄褐斑等色素沉着，或见患者颈部、腋下等部位皮肤粗糙、变厚（如多囊卵巢综合征患者的"棘皮征"），或病变部位在头部等，往往在辨证施治的基础上，将葛根、泽兰、冬瓜皮三味药作药对使用，其中葛根用量为 3 ～ 5g。柴老集几十年临床经验认为：多囊卵巢综合征患者，主要病因病机为脾肾不足，痰湿内蕴，而痰凝血瘀，瘀久则见局部皮肤甲错，即临床见皮肤粗糙、变厚（即"棘皮症"），其中葛根升阳解肌、透疹止泻、除烦止渴，配合泽兰走血分、入阳明，活血利湿，可助药达病所，标本兼治，疗效显著。

三、苦丁茶

苦丁茶，味甘苦，性凉，入肝、胆经，具有散风清热之功效，主治头痛、齿痛、目赤红肿等。《本草拾遗》中言"妇人服之，终身不孕，为断产第一妙药。"

虽然此说法有待进一步实验证明，但在临床实际中，柴老将苦丁茶用于不全流产、异位妊娠以及瘢痕妊娠的治疗，取得满意的效果。当治疗时还要考虑到患者以后是否有生育要求，不可过度治疗，遗留后患。

下篇　柴嵩岩治疗妇科疾病验案分析

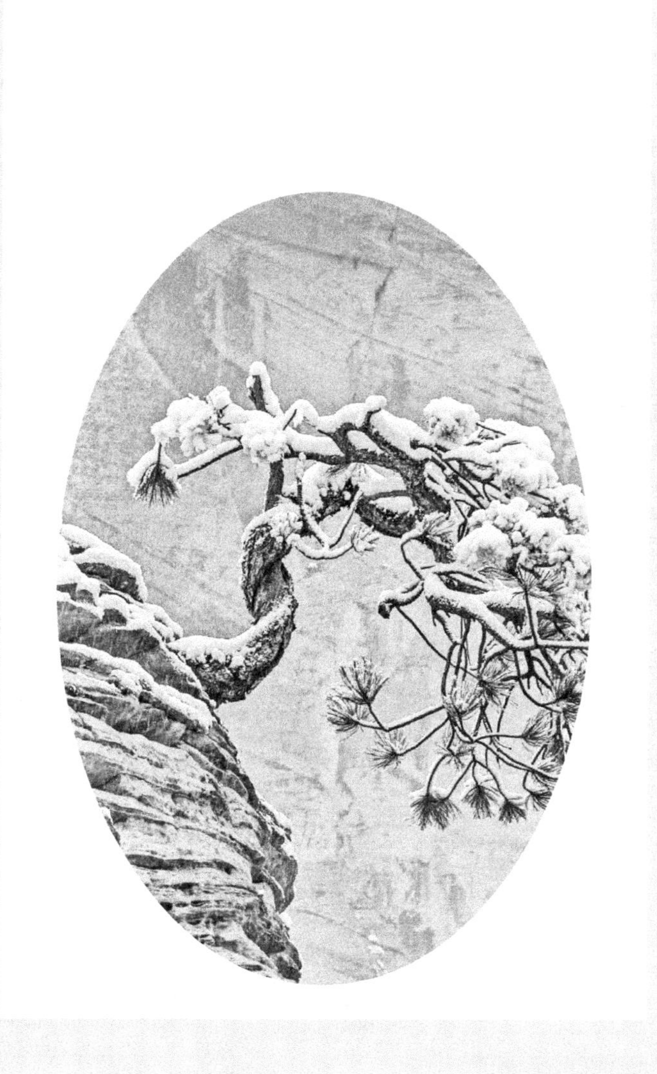

第四章　闭经

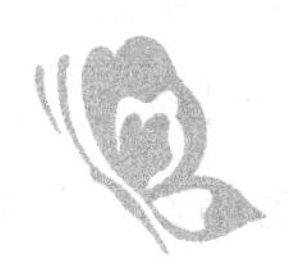

·病机：阴阳偏盛偏衰和气血失调。

·治法：阴虚血热治以益阴滋肾；

阳虚治以补阳温运；

气滞血隔治以化瘀通经。

一、诊治经验

闭经是妇科临床常见症状，而不是疾病的诊断。它可以由多种原因引起，习惯上将闭经分为原发性闭经与继发性闭经两类，一般认为前者比后者更为严重。女性年满16周岁，月经从未来潮者称为原发性闭经，约占5%；月经来潮后，月经停止6个月以上，或按自身原有月经周期停止3个周期以上者称为继发性闭经，约占95%。也有认为停经小于6个月为稀发月经，大于6个月才定为闭经。妇女初潮年龄在12至18岁，平均15岁，受到气候、环境、种族、经济与生活条件等影响而有差异。近百年来月经初潮的平均年龄已由15岁提前到14岁，初潮前2年开始有第二性征出现，故有人认为原发性闭经的定义应当修正为年满16周岁虽有第二性征出现，但月经尚未来潮，对年满14岁尚未出现第二性征，及月经来潮后停经3个月以上者，均应引起注意，进行检查以寻找病因，及时诊治。

对于闭经的辨治，柴老常引用《妇人规》中所论："经本阴血，何脏无之？惟脏腑之血皆归冲任，而冲为五脏六腑之血海。故经言太冲脉盛，则月事以时下，此可见冲脉为月经之本也。然血气之化，出于水谷，水谷盛则血气亦盛，水谷衰则气血亦衰。而水谷之海又在阳明。"故女子月事本始于太冲脉盛，冲脉起于胞中即为血海，乃经血之本，经血之源。而《素问·上古天真论》中云："女子七岁，肾气盛，齿更发长；二七而天癸至，任脉通，太冲脉盛，月事以时下"。文中"肾气盛"，指肾的生殖功能成熟，肾为水脏，水中含阳，此阳乃命门之火。水火本为一家，火为阳而生血之阴，又赖阴血以养火。若肾为冲任之总司，肾水本体充足，太冲脉始盛，冲任二脉流通，血海经血渐盈，满者有余，才能应时而溢，血不继则经行复止。月经能应时而下，除取决于肾气的盛衰和血海的有余和满溢与否，又与心肝脾等脏的功能调和及充实情况有关。

闭经的发病机制，不外阴阳偏盛偏衰和气血失调。临床常见因虚（血虚经闭、阳虚经闭）和因实（血隔经闭）所导致的闭经。

血虚经闭多因失血、密产、多产、堕胎、众乳、合多、劳役、偏食等，使体内阴血津液损耗而出现阴亏津伤血少，则无余注入血海，血亏无继，乃出现闭经。阳虚经闭，多以脾肾阳虚合证者为多见，因脾为后天之本，生化之源，生血统血益气，若脾运不健，则味不化，味不化则血不生，乃致血少无以灌溉百骸及充实血海；再者，脾之功能乃受命门火之阳气的温煦，才能发挥运化作用，若脾伤失运，化生不足，则后天供给减少，肾失水谷精气之滋养，血海也会继发不充，而月经不能及时。由此可见脾肾两脏互相依存。血隔经闭，血隔即阻隔，乃有余之实邪隔滞为病，非血海无血，系由于污血凝滞胞门而成，如因寒、因气、因积、因逆等原因引起的血实气滞性闭经。

柴老治疗闭经的常用分型与辨证用药如下。

1. 阴虚血热证

症状：口渴口干，食欲亢进或食欲不振，心烦急躁，手足心热，胸闷气短，大便秘结，尿少色赤，唇红，舌质红或肥红，苔黄白或干，脉象多呈细滑数。

处方：益阴滋肾调经汤。

石斛 15g　沙参 15g　女贞子 18g　天冬 10g

陈皮 10g　丹皮 10g　益母草 10g　枳壳 5g

加减：脉见滑数加车前子 10 ～ 15g，红花 5 ～ 10g，牛膝 10 ～ 15g；大便秘加全瓜蒌 15 ～ 30g；若大便干结，暂加熟军 5g。

方解：女贞子补肾益阴，沙参、天冬、石斛补肺气泄热，存阴启肾水，丹皮去血中伏热，通血脉之结滞，陈皮、枳壳理气宽中，养血行血用益母草。

2. 阳虚证

症状：体乏气短，肢冷无欲，食欲不振，腹胀腰痛，大便溏泄，小便清长，面色苍黄，唇暗不泽，舌淡肥少苔，脉沉细无力。

处方：补阳温运调经汤。

太子参 12g　茯苓 10g　香附 10g　桂圆肉 10g

淫羊藿 10g　　仙茅 5g　　肉桂 3g　　菟丝子 15g
紫丹参 10g　　川芎 5g

方解：菟丝子、桂圆肉、淫羊藿、仙茅、肉桂温肾补髓，太子参、茯苓健脾益气，香附理气开郁。

3. 气滞血隔证

症状：腹胀坠、腹痛，急躁，带黄，便秘，脉象多呈沉涩或细，唇暗面青，舌有瘀斑苔黄白而腻。

处方：化滞通经汤。

车前子（另包）10～15g　　泽兰 10～12g　酒军 3～6g
茜草 10g　　延胡索 10g　　牛膝 10～15g　水蛭 3～6g
肉桂 3～6g　　枳壳 10g

【方解】车前子、枳壳、酒军降泻通利导瘀血，用牛膝引药下行，茜草、泽兰、水蛭化瘀消血滞，延胡索、肉桂理气止痛，去血中之滞，并起鼓动阳气，帮助精气溢泻之功。

二、临证验案[注]

案一　董某，女，26 岁，未婚。2009 年 6 月 7 日初诊。

主诉：无自主月经 2 年余。

患者 15 岁初潮，月经周期为 3～4/30 天，血量中等，血色红。于 16 岁时离家外出，情绪不舒，并过度劳役，发现月经周期后错，2～3 个月一次，近两年多来已完全闭经，每隔 3～8 个月做一次人工周期。自觉三年多来经常胸闷急躁，心烦不安，神志恍惚，全身出汗，体力差，两年来食欲亢进症状明显，有强烈的饥饿感，每顿进食 8 两至 1 斤半，食后即哭，不语，情绪

注：以下所列医案均为柴老早年亲手诊治的医案，患者信息或不尽全，但柴老诊治思路和用药特色可见一般。

极度压抑，睡眠不实，每过食即 1 ～ 2 天不进食，待症状稍缓和，又犯食亢。如此反复致不能正常工作。舌质红苔黄白，脉象沉细滑。

西医诊断：闭经。

中医诊断：闭经。

辨证：心脾阴亏，胃热伤津，热溢血分，血枯。

治法：清心开窍，滋脾胃，缓脏躁，除烦益阴，安神定志。

处方：浮小麦 15g 生甘草 10g 沙参 30g 远志 6g
生牡蛎 30g 川连 5g 竹叶 10g 天冬、麦冬各 10g
百合 12g 莲子心 3g 合欢皮 10g 杏仁 10g
14 剂，每日一剂，早晚服。

前方加减半月后症状减轻，饮食睡眠基本恢复正常，一个月后月经正常来潮，情绪舒畅，体力好，能照常工作，追访半年，月经周期恢复，一切良好。

按：该患者长期情绪不舒，又兼劳动量大，乃致阴亏阳亢心脾不足，导致胃中积热消谷善饥，益灼津液。又阳明为多气多血之经，冲任隶于阳明，今津伤阴亏无力充实血海，乃致血枯闭经。此外每于过食之后，喜悲易哭，情绪抑郁，也是燥热伤阴，肝血不足之象，又受肺气所克之症，即脏燥症之悲哭，悲动于中，心不得宁，症见睡眠不实，精神恍惚。由于血虚气热沸溢为汗，故症见多汗等。治用养心益阴、清热除烦之法，药用浮小麦、甘草、远志、生牡蛎、百合养心缓脏躁，安神定志，交通心肾；莲子心、川连、竹叶清心火除虚烦，解血分之邪热；杏仁、合欢皮、沙参、二冬滋阴除热，解郁疏利，开窍。

案二 曹某，24 岁，已婚，孕 0 产 0。2010 年 4 月 6 日初诊。

主诉：无自主月经 7 年。

患者 14 岁初潮，月经周期 30 天，带经 6 天，血量中等，于 17 岁时参加冬季拉练，正值经期，日行40～45公里，又与同学吵架，当时月经即止。就医时已自然闭经七年，在此期间，约半年左右做一次人工周期。夜梦多，带量少，饮食二便正常，无结核史。女性性征发育尚好，舌质嫩红，舌苔黄白，脉沉细滑。

中医诊断：闭经。

辨证：肝郁血虚，肾水亏乏。

治法：疏肝养血，滋肾调经。

处方：柴胡5g　女贞子15g　熟地10g　丹皮10g

首乌藤10g　当归10g　桔梗10g　百合15g

菟丝子10g

14剂，每日一剂，早晚服。

半月后有少量月经来潮，睡眠好转，但大便偏干，处方中加入全瓜蒌30g，石斛10g。一个月后，BBT为单相反应，至两个月时已有双相，月经按月来潮，于排卵后24天体温仍不降，妊娠试验（+）。

按：患者14岁初潮，月经周期血量正常，说明肾气已盛，血海充实。本次发病，乃经期过劳，久行伤阴耗血，引起肝肾阴亏，又因发怒伤肝，气郁不舒而不通于肾，虽症见闭经，实为郁久化热，肾水不足所致。肾水不足，无以滋养肝木，肝木无所索则急，经用疏肝解郁、滋肾养血之法，得以治愈。

案三　郭某，16岁。2011年3月1日初诊。

主诉：闭经1年半。

患者15岁初潮，来经一次，带经一天即净，血量很少。就诊时已闭经一年半，全身浮肿，体弱无力，多汗，记忆力减退，并有脱发及齿缝变稀，无任何原因及自觉症状，两侧犬齿自行脱落，饮食、睡眠、二便均正常。蝶鞍造影正常，神经系统检查未见异常，性征发育差，眼睑浮肿。舌体肥暗少苔，齿缝稀，双侧犬齿脱落。脉沉细稍数。

中医诊断：闭经。

辨证：肾虚血枯。

治法：补肾养血，健脾调经。

处方：淫羊藿 10g　补骨脂 10g　丹参 10g　胡芦巴 10g
　　生牡蛎 30g　川断 15g　牛膝 10g　白术 12g
　　14 剂，每日一剂，早晚服。

半个月后，脉已见滑象，在处方中加入益母草 10g，红花 10g，继有月经来潮，浮肿也减轻，月经周期已建立，三个月后停药。

按： 月经只来潮一次即闭经，说明血海溢泻后无力再度充实满盈。从脱发、自行脱齿、记忆力减退等症状分析，都是肾气衰微的表现，脱齿为肾虚不能养骨，发为肾之华，今肾虚不能荣发，乃致脱落，青少年时期记忆力减退，也是髓海失养之征，故重用补肾充髓之品，治疗而愈。方中淫羊藿、补骨脂、胡芦巴温补肾阳，丹参养血活血，牛膝引药下行，白术扶脾去湿，用生牡蛎益阴潜阳固肾，乃使肾气得复，血海充满。

案四　丁某，31 岁，已婚。2011 年 8 月 2 日初诊。

主诉：闭经 3 年。

患者由于情绪及工作过度紧张，睡眠不足，出现月经血量减少，加之 3 年前频繁出差，生活不规律，月经未再自然来潮，曾做人工周期三个月，月经量很少，面色苍黄，伴有嗜睡、食欲不振、全身浮肿、性欲低落、阴道分泌物少等症状，二便正常。雌激素水平中度偏低，血压 90/50mmHg，心率 52 次 / 分。舌质肥嫩，色淡少苔，脉沉细迟无力。

中医诊断：闭经。

辨证：脾肾阳虚，血枯闭经。

治法：温运脾肾，养血调经。

处方：全当归 10g　淫羊藿 10g　锁阳 10g　仙茅 6g
　　枸杞子 10g　川续断 20g　白术 15g　柴胡 5g

太子参 15g　　云茯苓 15g

14 剂，每日一剂，早晚服。

二诊：六剂药后，精神好转，处方中加入鹿角霜 10g，黑附片 10g。

20 天后月经来潮，血量增多。2 个月后，浮肿减轻，血压 100/60mmHg，脉象转滑，72 次 / 分，半年后随访，已妊娠 3 个月，再次访视时已足月顺产一健康男孩。

按：由于饮食起居不定及过度劳倦，正如《女科经纶》中所说："妇人女子经脉不行，多由脾肾损伤所致，不可经闭配血……若因饮食劳倦损伤脾胃，脾旺则生血而经自行"。本患者兼见性欲低落，阴道分泌物减少，又是肾虚之症，是由于后天供给不足，乃致肾虚失养，故经用益肾健脾填髓助阳之法，药用淫羊藿、锁阳、仙茅、枸杞子、川断温肾兴阳补命门益气，太子参、云苓、白术、全当归健脾养血补气，少用柴胡疏肝解郁，扶正祛邪而能治愈。

案五　杜某，29 岁，已婚。2010 年 7 月 6 日初诊。

主诉：闭经 6 个月。

患者第二胎妊娠 3 个月自然流产，清宫后闭经 6 个月。6 个月来有周期性的重度腹疼不可忍，7 ～ 10/28 天即发作一次，也曾做人工周期，但无月经来潮，情绪急躁，二便正常。在发病期间，用消炎药物治疗，疼痛未解。面色青黄，指甲色暗。舌体肥暗有瘀斑，舌苔白。脉象弦滑。

中医诊断：闭经。

辨证：气滞血瘀，湿蕴下焦。

治法：活血化瘀，理气降利。

处方：萆薢 10g　　土茯苓 30g　　延胡索 10g　　水蛭 6g

虻虫 6g　　酒军 3g　　桃仁 10g　　金银花 15g

14 剂，每日一剂，早晚服。

半月后月经来潮，血量较少，间服前方一月余治愈，并再次妊娠。

按：患者堕胎后，肾气损伤，多虚多瘀，根据舌脉症，乃湿瘀互结于冲任胞宫，当祛实邪为主，考虑为清宫术后继发感染造成，故加入清热解毒药物。萆薢、土茯苓、金银花清利下焦湿浊，用水蛭、虻虫、酒军、桃仁、延胡索行血中之气滞，逐瘀血消血结。

第五章　多囊卵巢综合征

· 病机：脾肾两虚。

· 治法：益肾健脾，养血活血通利。

一、诊治经验

柴老根据中医理论及多年临床经验认为本病病因为先天不足，或为后天失养，或为七情所伤，使肾、脾、肝三脏功能失调，而致肾－天癸－冲任－胞宫轴功能紊乱。其中脾肾两虚是发病关键，肝郁是重要环节，痰湿、瘀血为其病理产物。病情往往本虚标实、虚实夹杂。柴老在临证中发现PCOS患者本虚者居多，表现为脾肾不足。脾阳不足，运化失司，精微不布，可致卵泡发育停滞；肾主生殖，肾阳不足，肾失温煦，推动乏力，可致卵泡瘀滞，不能排出，从而形成多囊卵巢，临床则表现为月经异常或不孕。实则指因脾肾不足，运化失常，推动乏力，致使痰湿内生，临床可见肥胖发生，痰湿阻滞胞络，亦可使卵泡不得排出，最终导致本病的发生。

由其主要病因病机，拟其治则治法为益肾健脾、养血活血通利。常用处方以菟丝子、车前子、当归、夏枯草、桃仁、薏米、杜仲、淫羊藿、泽泻、川芎等为主加减。其中菟丝子、车前子为君药，菟丝子性味甘平，入肝、肾、脾三经，既能助阳，又能益精，不燥不腻，为平补肝、肾、脾三经之良药；车前子甘寒滑利，入下焦肝肾，有通利化痰利水之功；配以当归、夏枯草、桃仁养血、活血、散结、消滞，佐以薏米、杜仲、淫羊藿、泽泻，健脾温肾，化湿利水；以川芎下行血海，引诸药以达病所。肾虚较明显者可加川断、桑寄生等；脾虚明显如见大便溏等，可加冬瓜皮、白术、山药等健脾利湿之品；面部痤疮明显，可加杏仁、百部、川贝母等入肺经之品，一则肺主皮毛，二则加强肺的气化功能，以助利水化湿。

二、临证验案

案一　罗某，女，已婚，32岁。2009年12月29日初诊。

主诉：月经稀发2年，未避孕未孕2年。

既往月经规律，量中，痛经（+++）。结婚6年，2002年药流一次，后工具避孕。2007年开始未避孕求子，无明显诱因月经3～6个月一行。PMP：2009年8月（CC+HMG），LMP：2009年12月23日（中药）。辅助检查：2009年2月26日查FSH 3.73mIU/mL，LH 13.01mIU/mL，E2 78.42nmol/L，T 55.2nmol/L（正常值6～55）。2009年3月10日查B超：子宫5.8cm×4.9cm×3.8cm，内膜厚0.8cm，右卵巢3.2cm×3.1cm×1.8cm，8～9个小卵泡，左卵巢3.5cm×2.3cm×2.3cm，十余个小卵泡。刻下症：月经稀发，不孕，纳眠可，二便调，带下不多。舌暗苔薄白，脉细滑。

西医诊断：多囊卵巢综合征。

中医诊断：月经稀发，不孕。

辨证：脾肾不足，痰湿阻络。

治法：健脾利湿通络。

处方：车前子10g　丝瓜络10g　远志5g　杏仁10g
川楝子6g　瞿麦10g　当归10g　浮小麦15g
薏米15g　桂枝2g　石斛10g　茜草10g
21剂，日一剂。

二诊:2010年1月26日。LMP:2009年12月23日至12月27日,BBT单相。舌暗，苔薄白，脉细滑。

处方：车前子10g　茜草10g　当归10g　川芎5g
丝瓜络10g　月季花6g　百合10g　玉竹10g
石斛10g　路路通10g　苏木10g　延胡索10g
女贞子20g
28剂，日一剂。

三诊：2010年3月2日。LMP：2009年12月23日，现BBT单相，无不适主诉，纳眠可，二便调。舌绛暗，脉细滑。

处方：车前子10g　川断10g　香附10g　白术10g
薏米15g　大腹皮10g　桃仁10g　杜仲10g

桂枝 2g　　茜草 12g　　菟丝子 20g

28 剂，日一剂。

四诊：2010 年 4 月 6 日。LMP：2010 年 3 月 26 日，带经 5 天，量中，经前 BBT 不典型双相。现 BBT 为单相。舌淡暗，苔白腻，脉细滑。

处方：阿胶珠 12g　　月季花 6g　　百合 10g　　杜仲 10g

香附 10g　　远志 5g　　苏木 10g　　生草 5g

蛇床子 5g　　茜草 10g　　川芎 5g

28 剂，日一剂。

五诊：2010 年 5 月 11 日。LMP：2010 年 3 月 26 日，现 BBT 上升 2 天，舌苔薄白，脉细滑。

处方：乌药 10g　　枳壳 10g　　丹参 10g　　川芎 5g

益母草 10g　　川断 15g　　泽兰 10g　　车前子 10g

冬瓜皮 15g　　当归 10g　　夏枯草 10g　　川楝子 6g

21 剂，经后第 5 天服。

六诊：2010 年 5 月 25 日。LMP：2010 年 3 月 26 日，BBT 上升 16 天，今日查尿 HCG（+），无腹痛，无阴道出血，无恶心等不适，纳眠可，二便调。舌苔薄白，脉细滑。

处方：枸杞子 15g　　黄芩 10g　　苎麻根 6g　　莲须 5g

山药 15g　　藕节 15g　　旱莲草 10g　　百合 10g

侧柏炭 10g　　莲子心 3g

7 剂，日一剂。

按：患者素体脾肾不足，水湿内蕴，湿聚成痰，故见多囊卵巢形成；脾肾不足，血海失养，冲任不调，故年久不孕。脾肾虚为其本，痰湿为其标，首诊先治其标，取其“开路”之意，故治疗以车前子、丝瓜络、远志、薏米利湿通络；当归、茜草活血祛湿兼通络，因湿聚则血瘀。三诊后继以益肾健脾为主，酌加活血通络之桂枝、茜草、大腹皮、桃仁等，以期卵泡发育并排卵。四诊时患者月经已行，BBT 显示双相，为有排卵之月经，继以益肾健脾、活血通络为法，五诊时患者BBT已上升2天，故嘱咐患者月经第5天服药，五诊处方为经后方，六诊患者已妊娠，遵医嘱前方未服用，此诊以益肾安胎为法。

案二　徐某，女，16岁。2010年1月19日初诊。

主诉：月经稀发4年，不规则阴道出血1月余。

11岁初潮，10～20+天/1～4个月，量多，痛经（+），2009年8月于北医三院行腹腔镜下右卵巢囊肿剥除（具体不详）。PMP：2009年9月，带经10天；LMP：2009年12月7日至2010年1月16日。纳眠可，二便调。舌红嫩暗，脉细滑。体格检查：体重158斤，身高170cm，颈部可见棘皮征。辅助检查：2009年12月10日查女性激素：LH 6.7mIU/mL，FSH 3.8mIU/mL，E2 41.7ng/mL，T 1.34ng/mL（正常值0.1～0.95）；2009年12月6日B超：子宫5.0cm×5.1cm×3.8cm，右卵巢4.6cm×2.6cm，左卵巢4.2cm×2.5cm，双卵巢均呈多囊样改变。

西医诊断：多囊卵巢综合征。

中医诊断：崩漏。

辨证：脾肾不足，阴虚血热。

治法：健脾益肾，清热固冲。

处方：北沙参15g　车前子10g　丹参10g　旱莲草12g
炒栀子3g　柴胡5g　茯苓12g　荷叶10g
地骨皮10g　莲子心3g　百合10g　椿皮5g
40剂，日一剂。

二诊：2010年3月9日。LMP：2010年2月28日至3月5日，阴道少量出血，前BBT不典型双相。舌红，脉沉细滑。

处方：北沙参15g　女贞子15g　白芍12g　旱莲草12g
地骨皮10g　仙鹤草12g　黄芩炭10g　丹参10g
川楝子6g　桔梗10g　炒蒲黄10g　薏米20g

夏枯草 12g　　百部 10g

30 剂，日一剂。

三诊：2010 年 5 月 11 日。LMP：2010 年 4 月 30 日，BBT 双相。舌暗，脉细滑。

处方：冬瓜皮 20g　　葛根 3g　　知母 6g　　茜草 12g

莲子心 3g　　月季花 6g　　川芎 5g　　车前子 10g

桂枝 3g　　远志 6g　　当归 10g

30 剂，日一剂。

按：本例为功血型 PCOS，综合患者舌脉，考虑病机为脾肾不足，阴虚血热，冲任不固，首诊治疗以北沙参、旱莲草、茯苓益气健脾补肾；炒栀子、地骨皮、椿皮、荷叶、莲子心清热固冲；车前子、丹参、柴胡使气机通畅、湿利浊化、瘀化血行，补而不滞。二诊从 BBT 可以看出，患者已有排卵，月经如期而至。二诊时为经期，血海伏热未净，继以前法。三诊，患者阴虚内热症状已明显改善，舌由红转暗。故滋阴清热之力减，从脉象看患者血海已充，结合 BBT 平稳，故加大活血通络（如用桂枝）以助排卵。

案三　吴某，女，32 岁。2010 年 3 月 9 日初诊。

主诉：闭经 1 年。

既往月经 5 ～ 6 天 /2 ～ 6 月，量少，G1P0，2002 年行人流术。LMP：2009 年 3 月 2 日。曾用达英 35 治疗（具体不详）。现闭经 1 年，带下少，舌淡暗，脉细滑。体格检查：双乳毳毛（+）。辅助检查：2009 年 7 月 8 日于宣武医院查女性激素：LH 19.35mIU/mL，FSH 5.37mIU/mL，E2 49.35pg/mL T 88.16ng/dL。

西医诊断：多囊卵巢综合征。

中医诊断：闭经。

中医辨证：脾肾不足，痰湿阻滞。

治法：健脾补肾，化痰通络。

处方：车前子 10g　菟丝子 15g　白术 10g　茯苓 10g
茜草 12g　丹参 10g　薏米 12g　杜仲 10g
夏枯草 10g　浙贝母 10g　川芎 5g　女贞子 15g
郁金 6g
14 剂，日一剂。

二诊：2010 年 3 月 23 日。LMP：2010 年 3 月 2 日，BBT 不稳定。舌暗，脉沉细无力。

处方：阿胶珠 12g　川断 15g　川芎 5g　茵陈 10g
桃仁 10g　益母草 12g　百合 12g　地骨皮 10g
菟丝子 20g　香附 10g　生草 5g
10 剂，日一剂。

三诊：2010 年 4 月 13 日。LMP：2010 年 3 月 2 日，BBT 上升趋势，舌暗，脉细滑。

处方：当归 10g　川断 15g　川芎 5g　益母草 10g
首乌 10g　夏枯草 10g　香附 10g　月季花 6g
桃仁 10g　车前子 10g　杜仲 10g
20 剂，日一剂。

四诊：2010 年 5 月 25 日。LMP：2010 年 4 月 21 日，BBT 经前不典型双相，现 BBT 上升 11 天。舌暗红，脉沉滑。2010 年 4 月 22 日复查女性激素：FSH 5.88mIU/mL，LH 4.51mIU/mL，E2 59.13pg/mL，T 65.9ng/dL。

处方：覆盆子 15g　当归 10g　川芎 5g　益母草 10g
阿胶珠 12g　香附 10g　白术 10g　茯苓 10g
远志 5g　杜仲 10g
21 剂，日一剂。

五诊：2010 年 6 月 22 日。LMP：2010 年 5 月 30 日，前 BBT 双相，舌嫩红，脉细滑。

处方：菟丝子 15g　旱莲草 12g　枸杞子 12g　当归 10g

远志 5g　　生甘草 5g　　月季花 6g　　地骨皮 10g
阿胶珠 12g　　川芎 5g　　枳壳 10g
28 剂，日一剂。

六诊：2010 年 7 月 20 日。BBT 上升 26 天，尿 HCG（+）。舌暗红，脉细滑无力。

处方：覆盆子 15g　　侧柏炭 15g　　大小蓟炭 15g　　椿皮 5g
白芍 10g　　旱莲草 12g　　苎麻根 6g　　藕节 12g
菟丝子 20g　　荷叶 10g
7 剂，日一剂。

按：多囊卵巢综合征（PCOS）是妇科临床常见病、多发病和难治病，近年来发病率有升高趋势。柴老根据多年临床经验总结，本病中医辨证以脾肾不足、痰湿阻滞者多见。本案根据患者月经稀发病史，多毛体征，并结合女性激素检查，PCOS 的诊断是明确的。而患者舌脉提示本案为典型脾肾不足型，故治疗以健脾补肾、化痰通络为法，结合 BBT 情况进行周期调理。

首诊中，以菟丝子、女贞子、杜仲补肾，白术、茯苓、薏米健脾祛湿，车前子、夏枯草、浙贝母化痰通络，痰凝则血滞，故用郁金、茜草、川芎活血化瘀。二诊用桃仁加强活血通络之力，三诊时 BBT 上升提示排卵。柴老考虑患者挂号难，处方嘱其月经第五天服，一则避免患者如妊娠继续用药物可能有不当之处，二则月经第五天为旧血当去，新血再生的相对平和阶段，处方用药也相对平稳，以补肾养血为主，兼以活血通络。三诊至五诊共 3 个月经周期 BBT 均为双相，提示患者卵巢功能恢复，在测 BBT 同时指导患者同房，把握“的候”，终获良效。

第六章　卵巢早衰

·病机：肾阴不足，血海空虚。

·治法：一则补肾治本，二则针对表证调节阴阳，待血海恢复，再加活血理气。

一、诊治经验

卵巢早衰（premature ovary failure，POF）是一种多病因所致的卵巢功能过早退化，是指月经初潮年龄正常，第二性征发育正常的女性在40岁以前出现持续性闭经和性器官萎缩，并伴有卵泡刺激素（FSH）和黄体生成素（LH）升高，而雌激素（E2）降低的综合征，常伴有围绝经期综合征的症状，比如潮热、多汗、情绪不稳定、性欲低下、阴道干涩等。近年来POF患病率逐年增加，成为妇科“多发疑难病”，严重影响妇女的生殖健康，也是临床治疗难点。柴嵩岩教授经过多年摸索，应用中药治疗本病取得了较为显著的疗效。

女子二七经行、七七经止为正常生理变化过程，为何会出现女子月经不循其常，经水早绝的现象呢？《沈氏女科辑要笺正》言：“然禀赋不齐，行止皆无一定之候，柔弱者，年未不惑而先绝。”柴教授在临证中发现，POF患者以肾阴虚居多。肾阴不足、血海空虚为此病之根本；而临床又有肾之阴阳平衡失调、五行生克失衡的更年期表现。肾的病变亦可影响其他脏腑，尤以心、肝、脾为主。肾阴不足，精亏血少，天癸不足，冲任血虚，胞宫失于濡养则经水渐断；“女子以肝为先天”，乙癸同源，肾阴不足，精亏不能化血则肝肾阴虚，肝失柔养；水不涵木，肝阳上亢，则见肝火旺盛证候；木郁克脾，损伤脾胃，或先天不足损及后天，中焦升降失衡；肾阴亏虚，肾水不能上济心火，心火独亢，出现心火亢盛的证候。《济阴纲目》云：“肾水绝，则木气不荣，而四肢干萎，故多怒，鬓发焦，筋骨痿。”临床多见卵巢早衰者出现形体瘦弱、皮肤干燥、皱纹等老年化表现；此类患者的舌质多绛红、暗红或嫩红，少苔或剥脱苔，脉象多沉细或细滑无力。POF患者往往除先天禀赋不足外，多有工作压力大、节食、流产、房劳及其他疾病病后调理失当等诱发因素，柴教授称之为“暗耗”，以上种种因素都是对阴血的一种损伤，但往往不被重视。治疗本病一则补肾治本，二则针对表证调节阴阳，待血海有了一定程度的恢复，再适当加活血理气的药物推动，往往治疗效果奇佳。

二、临证验案

案一　吕某，女，32岁，已婚。2010年2月9日初诊。

主诉：未避孕未孕1年，停经4个月。

患者既往月经规律，6～7/30天，量中，G1P1，2006年顺产1次，产时出血量多；2008年9月家庭变故，情绪不好，月经紊乱，1～4月一行。现再婚1年，未避孕不孕，爱人精液正常。2010年1月在当地诊为“卵巢早衰”，现服克龄蒙治疗。LMP：2010年1月5日（服克龄蒙），PMP：2009年10月10日。曾有潮热汗出，服克龄蒙后潮热明显缓解，有带下，面色黯黄，脱发，二便调。舌苔厚腻，舌心无苔，脉细弦滑。

辅助检查：2010年1月25日查女性激素：FSH 56.27mIU/mL，LH 21.49mIU/mL，E2 2.75pg/mL，T 33.35ng/dL。2010年1月28日B超：子宫大小正常，前壁探及大小8cm×8cm×4mm低回声区，边界清楚，内膜线状，双附件未见异常。

西医诊断：卵巢早衰。

中医诊断：月经稀发，断绪。

辨证：肝郁血虚。

治法：补血调经，疏肝解郁。

处方：柴胡5g　枳壳10g　槐花5g　扁豆10g
夏枯草10g　丹参10g　莱菔子10g　大腹皮10g
桃仁10g　百部10g　绿萼梅10g　郁金5g
冬瓜皮15g　川芎5g

二诊：2010年3月23日。LMP：2010年3月15日，带经3天，量少。PMP：2010年2月25日，带经8天（2月18日停克龄蒙）。患者诉服前药后身体舒畅大便通畅，带下量少。舌苔白厚，脉沉滑。辅助检查：2010年3月2日查激素：FSH 3.23mIU/mL，LH 4.42mIU/mL，E2 53.38pg/mL，T 45.64ng/dL。

处方：金银花 12g　石斛 10g　枳壳 10g　合欢皮 10g
茵陈 10g　熟地 10g　丹参 10g　桃仁 10g
莱菔子 10g　月季花 6g　苏木 10g　百合 10g

三诊：2010 年 6 月 22 日。LMP：2010 年 5 月 16 日，之前 BBT 上升 12 天，患者近期未服药，易出汗，无潮热，二便调。舌淡暗，脉细弦滑。辅助检查：2010 年 5 月 19 日（月经第 3 天）查激素：FSH 29.36mIU/mL，LH 6.27mIU/mL，E2 ＜ 7pg/mL。

处方：浮小麦 12g　旱莲草 12g　首乌 10g　丹参 10g
枳壳 10g　阿胶珠 12g　月季花 6g　生甘草 5g
百合 12g　女贞子 15g　钩藤 10g　川芎 5g

四诊：2010 年 8 月 24 日。LMP：2010 年 6 月 9 日，带经 13 天，量少，2010 年 7 月 10 日自测尿 HCG（+）；恶心未吐，无腹痛及阴道出血等不适，二便调。舌淡红，脉沉滑有力。辅助检查：2010 年 8 月 23 日 B 超：胎儿头径 1.5cm，胎盘前壁，羊水 3.2cm。胎儿头臀长 2.9cm。胎心规律，胎动可见。

按：女子阴常不足，首诊中询问病史，知该患者生产时大出血，阴血更伤，加之因家庭的变故，情志不遂，肝郁化热，热又伤阴血；而木郁土壅，脾胃运化失司，气血生化无源，故致闭经；发为血之余，血虚无以濡养，故见脱发；心主血，其华在面，气血不足，故见面色萎黄；脾运失健，湿浊内生，故见舌苔厚腻；舌心无苔为阴伤之征，脉弦细滑为肝郁血虚夹湿之征。故本病病位在心肝脾三脏。病性为本虚标实。

本病治疗当分阶段。柴嵩岩教授认为，患者首诊时血海亏虚，无血可下，如水库将涸，土地贫瘠，但舌苔厚腻，提示阳明浊热内存。此时，若仅仅考虑患者月经停闭时间长，盲目给予活血破血之品，似水库放水，只能使蓄水更少；若仅仅考虑患者以虚为本，大量补益，则更加滋腻，有碍祛除表邪，似在杂草之地施肥，只能加速杂草生长。故此时应当先去表邪为主，首诊治疗时治以疏肝解郁、活血化瘀、利湿化浊。其用药可分为以下几组：①疏肝解郁：柴胡、郁金、绿萼梅、夏枯草；②利湿化浊：扁豆、莱菔子、大腹皮、枳壳、冬瓜皮、槐花、百部；③活血化瘀：丹参、桃仁、川芎、郁金。槐花、扁豆、冬瓜皮、大腹皮等清阳明湿浊；百部专入肺经，有开宣肺气之功。而肺朝百脉，主气司呼吸，主宣发肃降，通调水道，气血畅达，郁、瘀尽去，新血自生；同时肺主皮毛，患者面色失润、脱发也可从肺而治；肺属金、肾属水，金水相生，补肺又体现了柴嵩岩教授"补肺启肾"理论，补母及子，起到补肾之功。

二诊时，舌脉均提示患者病情好转，苔由厚腻舌心无苔转为舌白厚，脉由细弦滑转为沉滑。患者已自然行经一次，但量少且BBT为单相，为无排卵月经。此时余邪未去，故继用月季花、合欢皮以疏肝解郁；莱菔子、茵陈、枳壳以利湿化浊；丹参、苏木、桃仁以活血化瘀。但本诊增加石斛、熟地、百合以益肾养阴，为"水库蓄水"；同时，考虑患者外源性激素蓄之于体内，亦为热毒之性，故加金银花以清热解毒。

三诊时从患者舌脉观之，湿浊已去，治疗当重在治本。治疗卵巢早衰根本在恢复肾精和阴血使其充足，故药用旱莲草、女贞子、首乌、阿胶珠补肾养血；丹参、川芎、枳壳、月季花疏肝活血通络，以期改善卵巢的局部环境，有助卵泡生长；所选药物活血而不破血，理气而不耗气；加钩藤清肝热，浮小麦养心安神。

本病案以患者妊娠而告痊愈，患者的感谢语颇让人震撼："感谢你们挽救了我的婚姻，成全了我的家庭。"此过程的艰辛和喜悦只有患者自己和家人才能描述。

案二　郭某，女，29岁，已婚。2010年7月20日初诊。

主诉：闭经1年半余。

患者月经13岁初潮，5/35^{+}天，量中，血块，G0。3年前结婚后开始月经稀发。LMP：2009年3月9日，外院诊为POF。刻下症：心烦，乏力，多眠，二便调，舌暗红，脉细滑。辅助检查：2009年3月15日查女性激素：FSH 43.65mIU/mL，LH 30.69mIU/mL，PRL 122.5mIU/mL，E2 43.98pg/mL，T 1.054（＜1.2）ng/mL。2010年3月8日B超：子宫3.7cm×3cm×3.5cm，内膜0.8cm，双卵巢不清、萎缩。

西医诊断：卵巢早衰。

中医诊断：闭经。

辨证：肝肾阴虚，脉络瘀阻。

治法：滋补肝肾，疏肝通络。

处方：北沙参 20g 金银花 10g 浙贝母 10g 生草 5g
女贞子 20g 丹参 10g 茵陈 10g 百合 10g
绿萼梅 10g 枳壳 10g 川芎 5g 郁金 6g
30 剂，日一剂。

二诊：2010 年 8 月 24 日。BBT 不稳定单相，舌嫩红，脉细滑。

处方：阿胶珠 12g 薏米 10g 川芎 5g 当归 5g
首乌藤 10g 茜草 10g 桃仁 10g 月季花 6g
生草 5g 生麦芽 12g 桂枝 2g 熟地 10g
30 剂，日一剂。

三诊：2010 年 9 月 28 日。LMP：2010 年 9 月 24 日，前 BBT 不典型双相。舌偏红，脉细滑。

处方：北沙参 15g 阿胶珠 12g 枸杞子 12g 女贞子 15g
夏枯草 10g 香附 10g 川断 15g 百合 12g
合欢皮 10g 生甘草 5g 丹参 10g 桃仁 10g
30 剂，日一剂。

按：本案首诊，柴老以北沙参、女贞子为君药，北沙参入肺胃经，味甘苦，微寒，柴老用之补肺阴，滋肾水；根据五行理论，肺属金，肾属水，而金生水；从五脏的生理特点来说，肺主气，朝百脉，可调整全身气血的运行和输布；女贞子则为滋补肝肾阴血之要药，故此二者为主药针对主证。肝肾阴虚，脉络郁滞是卵巢局部的病理状况，故用丹参、枳壳、川芎、郁金、绿萼梅以疏肝活血通络，欲使阴血充盛、脉络通畅，卵巢功能得复。

此患者就诊 3 次，即获正常有排卵月经一次。可谓速效！

第七章　高催乳素血症

· 病机：肝瘀气滞，津血不足。

· 治法：从肝论治，结合脏腑辨证，选用引经药。

一、诊治经验

高催乳素血症为引起闭经的原因之一。患者多因月经失调而行女性激素检查时发现血清催乳素升高，进行乳房检查见泌乳，也有因伴发泌乳而查血清催乳素的。总之，临床症状以月经失调、不育、泌乳等为主。其中月经失调包括从月经稀发到月经稀少、闭经等各种类型，而以闭经多见。高催乳素血症好发于育龄期女性，偶见儿童和青少年，流行病学调查显示高催乳素血症在普通人群中的发病率约为0.4%，其中原发性闭经患者高催乳素血症占5%左右，在生殖障碍女性中发病率可高达10%～20%，是影响女性生殖健康的一种常见病，也是疑难病，且近些年发病率有升高趋势。中医古籍并无本病病名，根据临床表现，属中医学“闭经”“不孕”“月经病”“乳泣”等范畴。

关于本病的病因一般以肝郁气滞多见，肾虚、脾虚等脏腑失调均可影响冲任为病，使肾－天癸－冲任生殖轴发生紊乱，导致本病发生，因有溢乳表现，考虑为肝经所属，治疗亦多从肝论治。柴嵩岩教授多年临诊发现该病多有大便干燥、月经量少及泌乳等症状，分析该病认为毒邪侵袭、郁积体内、郁而化热为导致本病的主要病机。本质属阳证、热证。热毒伤阴，津血不足，肠道失润，可见便秘；经血生化无源，可见闭经；阴虚内热，可见潮热、汗出、阴道干涩诸症。其治法主要以清热解毒、益肾调经为主，治疗时善用“通”法，行气导滞、化痰利水、活血通络，给邪以出路，则病自愈。常用药物为瓜蒌、丝瓜络、通草、丹参、桃仁、月季花等。柴嵩岩教授还认为，高催乳素血症病位在上，其病在足厥阴肝经，兼及督脉，治疗应结合脏腑经络辨证，选用适当引经药增强疗效，常以葛根、桔梗、川芎为引药，载药上行，引经药既能够起到行气化瘀的作用，更能促使全方药力随经气循行而通达病所。

二、临证验案

案一　阚某，女，36岁，已婚，孕0产0。2008年11月4日初诊。

主诉：未避孕不孕3年。

患者11岁初潮，既往月经规律，4/30天，量中，无痛经，结婚5年，工具避孕2年，近3年未避孕不孕。2007年5月北京大学第三医院（简称“北医三院”）就诊，诊为“高催乳素血症”，服溴隐亭1年余，现停药2个月，无泌乳，无头痛等不适。LMP：2008年10月11日。现心烦易怒，饮食尚可，小便调，大便不爽，带下量少。舌暗苔白，脉弦细。

辅助检查：2007年5月北医三院查头颅MRI未见明显异常，血PRL异常，118ng/mL（正常值3.24～26.72ng/mL）。B超：子宫附件未见明显异常。

西医诊断：①原发不孕；②高催乳素血症。

中医诊断：不孕症。

辨证：肝郁化热，阴血不足。

处方：北沙参15g　茜草10g　夏枯草12g　川楝子6g
泽泻10g　全瓜蒌12g　菊花10g　川断12g
益母草10g　月季花6g　大腹皮10g　百部10g
百合10g
20剂，日一剂，早晚服。

二诊：2009年1月6日。LMP：2008年12月11日，BBT单相，服前药后大便干明显改善，停药后，症状反复。舌淡红，苔薄白，脉细滑。

处方：全瓜蒌15g　枳壳10g　桃仁10g　川芎15g
川断12g　月季花6g　桑寄生12g　川楝子6g
玫瑰花5g　苏木10g　菟丝子15g　香附10g
20剂，日一剂，早晚服。

三诊：2009年1月28日。BBT温单相，有上升趋势，大便可，舌淡黯，苔白干，脉细滑。

处方：北沙参 20g　玉竹 10g　桃仁 10g　夏枯草 12g
续断 12g　月季花 6g　金银花 12g　女贞子 15g
菟丝子 15g　泽兰 12g　合欢皮 10g　香附 10g
赤芍 10g

14 剂，日一剂，早晚服（体温上升一周停药）。

四诊：2009 年 2 月 10 日。BBT 上升 5 天，二便调，舌淡黯，苔薄黄，脉沉弦滑。

处方：北沙参 15g　枸杞子 10g　菟丝子 15g　地骨皮 10g
旱莲草 12g　百合 10g　黄芩 10g　莲须 5g
荷叶 10g　柴胡 5g

10 剂，日一剂，早晚服

五诊：2009 年 2 月 22 日。患者于 2 月 21 日月经来潮，量中，二便调，舌淡黯，脉细滑。复查催乳素降至 53ng/mL。

处方：杜仲 12g　枸杞子 10g　菟丝子 15g　白芍 10g
玫瑰花 5g　当归 10g　钩藤 10g　郁金 6g
女贞子 15g　百合 12g　香附 10g　月季花 6g

7 剂，日一剂，早晚服。

按：患者 36 岁，孕 0 产 0，未避孕未孕 3 年，因不孕长期焦虑，心情抑郁，情志不畅，肝失疏泄，肝气不舒，气郁则血瘀，血滞不行，日久化热，肝郁日久克脾而致脾虚，脾主运化水谷精微而生血，脾虚血海不能按时满溢，冲任失养不能养胎导致闭经不孕。辨证为肝郁化热，阴血不足，治以养阴柔肝，清热活血。方中北沙参、百合、百部养肺胃之阴以除烦热，菊花清解肝经伏热，茜草、益母草活血化瘀，夏枯草、川楝子、月季花疏肝解郁，泽泻、大腹皮利湿健脾，川断滋肾益阴，全瓜蒌清热导滞。柴嵩岩教授在治疗高催乳素血症时很重视观察患者的大便情况并常以瓜蒌调理，瓜蒌味甘寒润降，导痰浊下行，上能清肺胃之热而导滞，下能润大肠以通便，且理气宽胸，散结消肿。瓜蒌皮偏清化热痰、理气宽胸；瓜蒌仁偏润肠通便及化痰；全瓜蒌则兼具皮、仁二者功能。若已见大便干可用全瓜蒌润肠通便；若大便尚可，亦可用瓜蒌皮下气宽胸。

二诊时患者大便干明显改善，但停药后症状反复，说明热象有所缓解但本质未有明显改善，BBT 单相无排卵，继续用全瓜蒌清热导滞，枳壳、川楝子、玫瑰花、月季花行气疏肝，川断、桑寄生、菟丝子补肾益阴，苏木活血通经，香附、川芎活血行气，川芎上行颠顶、下入血海，为引经之良药，全方行气而不破气，补而不腻，动静结合，共奏补肾活血、疏肝理气之效。

三诊时 BBT 有上升趋势，继续养阴清热活血化瘀，方中泽兰、赤芍、桃仁、香附、合欢皮加大活血行气通经之力，试图鼓动血海，苔白干用北沙参、玉竹养肺胃之阴以启肾，续断、女贞子、菟丝子滋养肾阴以鼓动血海，夏枯草、金银花清解肝热，月季花疏肝理气。

四诊时经过前期治疗，BBT 已上升，有排卵，月经如期，现舌淡黯，提示有瘀。因以排卵，柴嵩岩教授认为排卵后化瘀之法当慎用，还要以补肾为要，使用枸杞子、菟丝子、旱莲草滋补肝肾；苔薄黄提示有热，使用北沙参、地骨皮、黄芩养阴清热；百合、荷叶、莲须清热化湿；脉有弦象，提示仍有肝郁，用柴胡疏肝解郁。

五诊时患者月经来潮，复查催乳素降至正常水平，此诊治以补肾理气活血为法。药用杜仲、枸杞子、菟丝子、女贞子补肾益阴，白芍养阴柔肝，玫瑰花、郁金疏肝理气解郁，月季花、香附活血，当归补血活血，钩藤清热平肝，百合滋阴清热。

高催乳素血症为垂体病变，其病位在脑，从临床舌象观察，本病患者多舌质偏红，有热，本例患者也如此，提示发病与热存在一定关系，毒热侵袭、郁积体内致“下丘脑 - 垂体 - 性腺”轴功能紊乱为主要病机。肝郁气滞也多现于高催乳素血症患者之中，肝郁日久加之体内毒热郁结导致耗伤阴血，血海不足，无血以下，导致闭经不孕。此案中，柴老以清热疏肝为先，热去阴复，月事如常。治疗中临床常用金银花、菊花、钩藤、葛根、桔梗、贝母等清热解毒、轻清走上，使药直达病所；瓜蒌、石斛、槐花等走阳明以润其燥；以杜仲、牛膝、桑寄生、川断、女贞子、车前子等平补走下之品，补益肝肾。清肝热用菊花、夏枯草、绿萼梅等，泄脾热用玉竹、石斛、知母等。

案二 肖某，女，33岁，已婚，孕1产0。2009年5月27日初诊。

主诉：月经稀发伴泌乳1年。

患者13岁初潮，既往月经规律，7/30天，量中，无痛经，1年半前妊娠2月余胚胎停育清宫术后出现月经稀发，后出现月经量少，乳房少量泌乳，查催乳素升高，诊为"高催乳素血症"，偶有头晕等不适。LMP：2009年5月23日，PMP：2009年3月23日。平素工作劳累，现心烦易怒，饮食尚可，小便调，大便不爽，带下量少，经前乳房胀痛，晨起口干。舌肥嫩淡暗，齿痕重，苔白腻，脉滑数。

辅助检查：2008年5月查头颅MRI提示"垂体肥大，考虑微腺瘤不除外"。血PRL 1107μIU/mL（正常值102～496μIU/mL）。B超：子宫附件未见明显异常。

西医诊断：高催乳素血症。

中医诊断：月经失调。

辨证：肝郁脾虚，阴血不足。

处方：当归10g 川芎6g 夏枯草12g 薏米15g
浙贝母10g 桔梗10g 丝瓜络10g 车前子10g
茵陈10g 鱼腥草12g 连翘12g 百部10g
冬瓜皮20g 杜仲10g 丹参10g

14剂，日一剂，早晚服。

二诊：2009年6月12日。LMP：2009年5月23日，BBT单相，后晨起口干改善，纳眠可，二便调。舌肥绛，脉细滑。

处方：菊花10g 桔梗10g 夏枯草10g 钩藤10g
葛根3g 女贞子12g 白茅根10g 莲子心3g

枳壳 10g 杏仁 10g 百部 10g 玉蝴蝶 3g
墨旱莲 12g 郁金 6g
14 剂，日一剂，早晚服。

三诊:2009 年 6 月 28 日，BBT 单相，有上升趋势，乳房近期无泌乳现象，大便可，睡眠欠佳，舌淡黯，有齿痕，苔白，脉细滑。

处方：太子参 15g 白术 12g 菟丝子 15g 蛇床子 3g
桃仁 10g 夏枯草 12g 续断 10g 车前子 10g
金银花 10g 女贞子 15g 钩藤 10g 香附 10g
当归 10g 远志 5g 首乌藤 15g
10 剂，日一剂，早晚服。

四诊：2009 年 7 月 10 日。BBT 上升 3 天，查血 PRL 450μIU/mL，二便调，舌淡，脉沉弦滑。

处方：北沙参 15g 太子参 12g 覆盆子 15g 莲子心 3g
墨旱莲 10g 菟丝子 15g 白芍 10g 百合 12g
枸杞子 15g 黄芩 10g 莲须 5g 荷叶 10g
10 剂，日一剂，早晚服。

按：患者 33 岁，孕 1 产 0，平素工作劳累，劳倦伤脾，导致脾虚气血生化不足，又因血虚胎失所养导致妊娠 2 月余胚胎停育。清宫手术会一定程度伤及气血，加之胚胎停育后心情抑郁，情志不畅，肝失疏泄，肝气不舒，则心烦易怒；肝经循行过乳，肝郁则经前乳房胀痛，气郁则血瘀，血滞不行，日久化热，出现晨起口干；肝郁脾虚，脾主运化水谷精微而生血，脾虚血海不能按时满溢，导致月经稀发。患者舌肥淡黯，齿痕重，苔白腻，一派脾虚湿盛之象，但脉滑数，根据患者病史及表现，加之 MRI 提示“垂体肥大，考虑微腺瘤不除外”，舍舌从脉，辨证为肝郁脾虚，阴血不足。给予当归、川芎、杜仲、丹参、夏枯草即可补气养血又可行气活血。薏米、车前子、茵陈、车前子利湿清热；鱼腥草、连翘、冬瓜皮、丝瓜络共同清解垂体热毒炎症；百部、桔梗开宣肺气，肺朝百脉，主气司呼吸，宣发肃降，通调水道，气血畅达则郁、瘀尽去，新血自生。桔梗引经，载药上行，因月经稀发；川芎入血海，走而不守，与桔梗一升一降，起到上下兼顾之意。

二诊时患者晨起口干改善，热象稍有缓解，二便调，舌与脉象相符。给予菊花清解肝经伏热；夏枯草、枳壳疏肝行气解郁，女贞子、墨旱莲补益肝肾养阴；白茅根、莲子心清热；桔梗、杏仁、百部开宣肺气；玉蝴蝶配百部可润肺，又有疏肝理气和中之效；钩藤、葛根清解肝经之热毒，又能引药上行达垂体；乳头循肝经，郁金行气疏肝，亦可活血。柴老在治疗高催乳素血症时，慎用酸涩、收敛之品，因其不利于乳汁的排出，恐其淤积于乳房，可能加重乳胀痛等临床症状。本病月经后错、量少、乳房胀痛、头痛等临床症状及催乳素增高、垂体微腺瘤等理化检查的特征，均提示为阳、热、瘀滞之征，疏肝通络、清热解毒应为正治之法。

三诊患者已无泌乳现象，大便可，睡眠欠佳，舌淡黯有齿痕，苔白有湿象。原方去除滋阴之药，方用太子参补气且不燥，BBT 有上升趋势，此时不宜过于活血，以补肾滋阴养血为主；白术、当归健脾益气，菟丝子、续断、女贞子滋肾益阴；少量夏枯草、香附疏肝理气，散郁消结；蛇床子温肾壮阳又可燥湿；车前子、金银花清热解毒利湿；钩藤引药上行；患者有睡眠欠佳，因月经稀发不宜用枣仁等有酸性收敛作用的安神药，而使用首乌藤、远志既能安神也具有养血疏肝之效。

四诊时患者复查催乳素已正常，BBT 上升 3 天，给予北沙参、太子参滋阴补气，覆盆子、墨旱莲、菟丝子补益肝肾，莲子心、百合、黄芩、荷叶清热利湿，莲须清热固冲，白芍养阴柔肝，全方继续贯彻疏肝清热、补肾益阴之效。本例患者初始垂体肥大，考虑微腺瘤不除外，服药后，催乳素恢复。

第八章　功能失调性子宫出血

· 青春期功血以实热多见，治以清热凉血，固冲止血。
· 虚血型功血治以滋阴清热，固冲止血。
· 脾肾不足型功血治以健脾益肾，固冲止血。
· 瘀血阻滞型功血治以化瘀止血。

一、诊治经验

功能失调性子宫出血（简称功血）有排卵型和无排卵型之分，有排卵型功血多发于育龄期妇女，常有月经先期、经期延长、经间出血、月经量多等症状，柴老常结合 BBT 进行辨证论治，详细内容见前文“根据基础体温的用药特点”部分，此处不再赘述。而无排卵型功血，多发于青春期和围绝经期，属于中医“崩漏”范畴。

跟师期间，此类病例为数不少，常与多囊卵巢综合征并见，或经闭不行，或出血不止。柴老诊治分两个阶段，即出血期和血止后调经期。出血期依临床症状大概可分成四个证型：实热型、虚热型、脾肾不足型和瘀血阻滞型。

青春期功血以实热型多见，临床症见阴道出血，量多色红，或淋漓不断，常伴口渴、大便干燥等症，多有饮食不节、喜食辛辣或喂养不当等病史，舌多暗红或绛红，苔少或可见剥脱，脉多滑数。治疗以清热凉血、固冲止血为法，常用药物有生牡蛎、生地、椿皮、白芍、大蓟、小蓟、侧柏炭、仙鹤草、阿胶珠、益母草（少量，3～5g）等，大便干燥加瓜蒌，出血量多加三七面 3g。

虚热型功血，多有反复流产、月经过多或月经先期等阴血损伤病史，临床症见阴道出血量多或少，多伴有心烦、失眠、乏力等，舌多嫩红，苔少或干，脉细滑数。治疗以滋阴清热、固冲止血为法，常用旱莲草、女贞子、北沙参、生牡蛎、生地、阿胶珠、茜草炭、仙鹤草、椿皮、益母草、川楝子等。

脾肾不足型功血，临床症见阴道出血量多或少，多伴有神倦乏力、腰酸怕冷，舌淡或淡暗或淡嫩，苔白，脉沉细无力。治疗以健脾益肾、固冲止血为法，常用太子参、白术、覆盆子、杜仲炭、阿胶珠、仙鹤草、茜草炭、益母草、枳壳等。

瘀血阻滞型功血，临床症见阴道出血量多或少，色暗或有血块，多伴有腹痛，舌暗或有瘀斑，脉细弦滑。治疗以化瘀止血为法，常用药如当归、柴胡、茜草炭、仙鹤草、益母草、蒲黄炭、阿胶珠、香附等。

在上述分型论治的基础上，柴老临床常用益母草和阿胶珠作为对药用于治疗各型功血，因阿胶珠有补血、滋阴、润肺之效，其性滑利，而益母草有祛瘀生新之功，二药合用，扶正而不留瘀，补血活血，瘀去热清，邪去正安而病除。

对于功血患者，血止后的调经、恢复排卵治疗尤为重要。在辨证分型基础上，柴老依据基础体温及脉象的变化，或固冲（如原月经周期短者，常用生牡蛎、覆盆子），或活血通利（脉象提示血海已充足，加用三棱、瞿麦等）。

此外，柴老很重视对功血患者饮食宜忌的嘱托，柴老认为辛辣、腥膻、温补之品，如辣椒、羊肉、乌鸡、桂圆、酒、咖啡等均有伤阴、动血之弊，均当忌食。

二、临证验案

案一 陈某，女，22 岁，未婚。2007 年 3 月 31 日初诊。

主诉：间断不规则阴道出血 6 个月。

患者月经初潮 14 岁，既往月经欠规律，8 ～ 10 天 /40 ～ 60 天，量中，无痛经。半年前因学习紧张出现不规则阴道出血，20 日未净，于外院就诊，诊断为多囊卵巢综合征（PCOS），口服避孕药止血。因患者服药后自觉体重增加，未坚持服药。近半年间断不规则阴道出血，间断口服宫血宁、云南白药等止血治疗。3 月 10 日开始少量阴道出血，至今未净，余无明显不适。舌嫩红，少苔，脉细滑数。

辅助检查：2007 年 3 月 29 日 B 超：子宫大小正常，子宫内膜厚 0.5cm，回声不均。双侧卵巢呈多囊样改变。

西医诊断：多囊卵巢综合征，异常子宫出血。

中医诊断：崩漏。

辨证：阴虚内热。

治法：滋阴养血，清热固冲。

处方：生牡蛎20g　寒水石6g　旱莲草12g　白芍10g
黄芩炭10g　乌梅5g　大小蓟20g　茜草炭10g
女贞子15g　生地10g　香附6g　金银花12g
20剂，水煎服，日一剂。

二诊：2007年4月28日。服药后阴道出血已净，纳眠可，二便调。BBT单相，今日似有上升趋势。舌淡，苔薄白，脉细滑。

处方：生牡蛎15g　枸杞子10g　当归10g　旱莲草12g
太子参10g　莲须5g　侧柏炭12g　生黄芪10g
仙鹤草10g　大小蓟15g　金银花12g　益母草10g
川芎3g
20剂，水煎服，日一剂（先服一周，月经第五天继服）。

三诊：2007年5月19日。患者LMP：2007年5月11日，经量中等，经色略暗，小血块，无痛经。经前BBT呈不典型双相。饮食、睡眠正常，大小便正常。舌淡，脉沉滑。

处方：太子参15g　山药15g　覆盆子15g　旱莲草15g
百合12g　柴胡5g　郁金6g　地骨皮10g
莲子心3g　白术12g　白芍10g　益母草10g
20剂，水煎服，日一剂。

按：患者青年女性，自月经初潮开始即月经后错，血海不能按时满溢，加之考试压力大，熬夜多，暗耗阴血，加重损伤，肝气不舒，郁久生热，热邪一则迫血妄行，而发崩漏，二则加重阴血之耗伤，使得阴血益虚。

首诊时患者阴道出血已20余日未净，舌嫩红，少苔，脉细滑数，为阴虚内热之征，治疗当“急则治其标”，以滋阴养血，清热固冲，以达“塞流”之效。方用生牡蛎为君，咸，微寒，入肝、肾经，一来滋阴潜阳，益阴养血，二来平肝潜阳，疏解安神，三来收敛固涩以止血；女贞子、旱莲草名曰“二至丸”，滋补肾阴之力较强，配合生地、白芍养血柔肝；生牡蛎、生地尤为柴嵩岩教授治疗崩漏出血期的对药，其止血效果奇佳；黄芩炭、大蓟、小蓟、金银花既可以清热止血，又有清热解毒之功，现代药理研究有抗感染的作用，患者出血时间较长，可能伴有子宫内膜炎，此方同时也可预防宫腔感染，防止感染引起的出血；茜草炭与香附，一血一气，化瘀行气，防止止血药太过而留瘀为患；乌梅酸敛，一则收涩以止血，二则敛肺生津，寒水石咸寒入肾，经水出诸于肾，一来可引药下行，入肾经以达病所，二来患者阴血耗伤较重，寒水石清热固阴，防止阴液进一步损耗，但其性寒，故用量不大，且服药时间不宜过长，中病即止。

二诊时患者阴道出血已净，但尚无排卵表现，舌质由红转淡，说明热象已解，苔薄白，说明胃气开始恢复，阴虚症状缓解。此时阴道出血已止，为“澄源、复旧”阶段。所谓“有形之血不能速生”，故此时酌情加黄芪、太子参益气，当归、枸杞子、川芎养血，但不忘患者近半年崩漏病情，目前尚无排卵，不可活血太过，以防再次出血，故方中佐以固冲止血，补而不滞，滋而不腻，清而不寒，行气而不降气，行血而不破血。

三诊时患者恢复正常排卵和月经，脉见沉滑，说明阴血得复。此时以健脾补肾、养血疏肝为主，巩固治疗。

第九章　子宫内膜异位症

· 病机：湿热侵袭，胞宫瘀阻成癥。

· 治法：清热解毒，化瘀消滞。

一、诊治经验

子宫内膜异位症是指具有生长功能的子宫内膜组织出现在子宫腔被覆黏膜以外的身体其他部位，是临床多发病、疑难病，多见于育龄期妇女，根据临床流行病学调查显示发病率达 10% ～ 15%，近些年发病率呈上升趋势，病因尚未明确，多有宫腔手术操作史、经期不节、不洁性交、生殖器官感染等病史，西医手术或药物治疗均有效，但术后或停药后复发率高，目前多为对症治疗。子宫内膜异位症患者因发病部位不同而出现不同的临床症状，主要表现为痛经、月经失调、盆腔肿物，卵巢子宫内膜异位囊肿、不孕等，有些患者还出现肠道或泌尿系统或身体其他部位的症状。

中医学并无子宫内膜异位症的病名，根据其主要临床表现可属“痛经”“癥瘕”“不孕”“月经失调”等范畴，多以“活血化瘀”为治疗原则。中医药在治疗子宫内膜异位症导致的疼痛方面疗效良好，目前的研究也证实，中医药能够改善局部血液微循环，促进子宫内膜异位病灶吸收、降低前列腺素浓度而改善临床症状。

柴老根据子宫内膜异位症的这些病理特性认为，其本质是一种阳证、热证和实证。上述诸多因素导致湿热毒邪侵袭冲任血海，胞宫、胞脉瘀阻，日久成癥，临床见卵巢囊肿形成；因胞络阻滞，不孕症的发生也是临床常见的。

基于以上认识，柴老以清热解毒、化瘀消滞为法进行治疗。常用药物有金银花、野菊花、土茯苓、川贝、生牡蛎、益母草、茜草、三七粉等，其中金银花能解血中之毒热，是妇科清热解毒良药；野菊花辛散苦降，清热解毒；土茯苓性味甘淡，平，无毒，入肝、胃经，以清热解毒利湿；川贝母性味苦甘，凉，无毒，入肺经，可清热散结消肿，本为治此病之良药，但因药价高，柴嵩岩老师常采以桔梗、夏枯草入方。生牡蛎性味咸涩，凉，无毒，入肝肾经，可化痰软坚、清热除湿，常用以软坚散结，且可防活血化瘀太过而影响正常月经周期。茜草、益母草、三七粉等为活血化瘀散结之品。其中三七粉是柴老治疗子宫内膜异位以疼痛为主诉者的常用药，多嘱患者经期服用5天，每天3g，分冲，取其化瘀、生新、止痛、散结之功效。

二、临证验案

案一　孙某，女，32岁，已婚，孕2产0。2010年5月12日初诊。

主诉：经行腹痛一年余，加重3个月。

患者13岁月经初潮，近一年月经规律6/30～32天，量较少，色暗，有少量血块，下腹胀痛，经期前3天较明显，偶尔需口服止痛药治疗。LMP：2010年4月25日。3个月前因与同事不睦，情绪欠佳，经行腹痛加重，伴腰酸。平素性急，带下稍多，四肢不温，纳眠可，二便调。舌质暗淡，苔薄白，脉细滑。

辅助检查：2010年5月12日B超：子宫5.3cm×5.0cm×3.8cm，肌层回声均匀；左卵巢内可见约3.4cm×3.2cm不均质回声，内可见细密光点；右侧附件区无明显异常。诊断：左卵巢囊肿（巧囊？）。

西医诊断：子宫内膜异位症（巧克力囊肿）。

中医诊断：痛经，癥瘕。

辨证：气滞血瘀。

治法：补肾活血，行气消癥。

处方：生牡蛎15g　菟丝子15g　川断10g　夏枯草12g
杜仲12g　川芎5g　益母草10g　川楝子5g
萆薢6g　枳壳6g　柴胡3g　三七粉（分冲）3g
14剂，日一剂，早晚服。

二诊：2010年6月4日。LMP：2010年5月26日，量中，少量血块，色暗红，较前有所改善，经行第一天下腹坠胀，腹痛时间较前缩短。舌淡黯，苔薄白，脉细弦滑。

处方：生牡蛎15g　茜草炭12g　当归10g　阿胶珠12g

白芍 10g　　柴胡 3g　　瞿麦 6g　　浙贝母 10g
川芎 5g　　茯苓 10g　　月季花 6g　　炒蒲黄 10g
薏米 15g　　菟丝子 15g

20 剂，日一剂，早晚服，月经第 5 天开始服。

另，三七粉 3g×5 袋，1.5g/ 次，2 次 / 日，分冲（经期服）。

三诊：2010 年 9 月 30 日。LMP：2010 年 9 月 24 日，带经 5 天，量稍多，无血块，经行第一天轻微腰酸，无明显下腹坠痛，纳眠可，二便调，带下正常。舌质红略暗，苔薄白，脉滑。

辅助检查 2010 年 9 月 30 日 B 超：子宫 5.3cm×4.2cm×4.8cm，肌层回声欠均匀；左卵巢内可见一大小约 2.8cm×1.9cm 不均质回声，内可见细密光点。右卵巢内可见一大小约 1.0×1.2cm 的无回声。诊断：左卵巢囊肿（巧囊？）。

处方：当归 10g　　阿胶珠 12g　　萆薢 6g　　瞿麦 6g
夏枯草 12g　　女贞子 12g　　旱莲草 12g　　月季花 6g
郁金 6g　　蒲公英 10g　　茜草炭 12g　　薏米 15g
桔梗 10g　　生甘草 5g

20 剂，日一剂，早晚服，月经第 5 天开始服。

另，三七粉 3g×5 袋，1.5g/ 次，2 次 / 日，分冲（经期服）。

按：患者现 32 岁，经行腹痛一年余，经期前 3 天较明显，偶尔需口服止痛药治疗，属中医痛经范畴。近 3 个月经行腹痛加重，B 超提示左卵巢包块（巧克力囊肿？），根据病史及辅助检查，西医诊断为子宫内膜异位囊肿。柴老认为，子宫内膜异位症的病理改变在于异位内膜在宫腔以外周期性出血，经血无法排出，故瘀结成块，不通则痛。患者痛经加重前曾有明确的情绪变化，导致肝气不舒，肝失条达，故性急，肝郁气滞，气滞则血行不畅，故月经量较少，有血块，不通则痛，经行不畅导致经行腹痛加重，气血不能输达于四肢，故四肢不温。肝气不舒，横逆犯脾，脾失健运，水湿内停，流注下焦，见带下量多。该患者诊为痛经，癥瘕证属气滞血瘀兼有湿象，治疗时当以活血化瘀为主，佐以健脾除湿。

首诊方以生牡蛎、夏枯草软坚散结，化瘀消癥；川楝子、枳壳、柴胡疏肝理气，行气化滞；川芎、益母草活血行气；菟丝子、川断、杜仲滋养肾阴；萆薢利湿化浊；三七粉活血化瘀止血，取其“和营止血，通脉行瘀，行瘀血而建新血”之效。本例患者气滞血瘀日久已成癥瘕，兼有湿象，柴嵩岩教授认为治疗当以“化”为主，所谓“化”，在此非通常之“化瘀”概念，兼具化解、化瘀、化浊之意。化解，即散结理气；化瘀，即活血化瘀；化浊，即利湿化浊。治疗时当根据证候变化，有所侧重。

患者二诊时经行腹痛有所缓解，血量中，色暗红，少量血块，气滞血瘀之象有所缓解，继续给予生牡蛎以软坚散结；以浙贝母清热化痰散结；给予当归、白芍以补血养血，养阴柔肝，缓急迫；茯苓健脾利湿；薏米、瞿麦配合茯苓增加利湿之效；茜草炭、炒蒲黄、三七粉活血化瘀，止血不留瘀；阿胶珠补血养血，阿胶珠与阿胶相比黏性减少，止血之效更好，且煎服方便。二诊患者肝郁症状缓解，加月季花去川楝子、枳壳，在活血化瘀的同时疏肝理气。

患者三诊时经行已无明显下腹坠痛，月经血块已除，观舌色红略暗说明气滞血瘀症状有明显缓解，B超显示包块减小，带下不多，此时湿象也有减轻，经量较多，治疗主要以养血活血止血为主，配合疏肝理气化湿之品。方中不再用生牡蛎、浙贝母等软坚散结、化痰消癥之品，因这些药物具有一定的寒性，用时较长易损伤阳气，仅用较为平和的夏枯草；并加用女贞子、旱莲草补肝肾之品以维护气血调和；舌质红提示稍有热象，给予蒲公英取其清热利湿之效，郁金理气，气血调和则瘀滞尽消。

子宫内膜异位症患者可有各种临床表现，临证中要根据患者的表现及病理演变过程适时调整，柴老将本病辨证为气滞、血瘀、热伏、湿阻诸证，相应治以理气、化瘀、清热、利湿、散结之法。

案二　王某，女，38岁，已婚，孕5产1。2005年1月4日初诊。

主诉：经行腹痛2年。

患者月经规律，5～7/28～30天，量中，色红，LMP：2004年12月20日,2年前人工流产后出现痛经并渐进性加重，每于经行期间下腹部疼痛难忍，伴有腰痛、肛周疼痛，近1年经期疼痛放射至大腿部，妇科检查阴道后穹隆可触及触痛结节。纳眠可，二便调。舌肥黯红，脉细滑。平素喜食辛辣刺激食物。

辅助检查：B超：子宫6.0cm×6.1cm×5.1cm，子宫内膜0.7cm，子宫后壁短线状回声，左侧附件区可见3.0cm×3.5cm边界不清低回声包块，内有点状回声，右侧附件区未及明显异常。

西医诊断：子宫内膜异位症。

中医诊断：痛经，癥瘕。

辨证：湿热瘀结。

治法：化湿浊，祛瘀滞，散结聚，解毒热。

处方：生牡蛎15g　夏枯草12g　川芎6g　川楝子6g
茜草炭12g　金银花12g　地骨皮10g　野菊花12g
枸杞子15g　茵陈10g　薏米15g　香附10g
三七粉3g

14剂，日一剂，早晚服。

二诊：2005年1月25日。LMP：2005年1月19日，经行腹痛及肛周疼痛明显缓解，大腿酸胀感，经量中，色红，5天净，纳可，眠差，二便调。舌肥，黯红，苔黄，脉细弦滑。

处方：生牡蛎15g　柴胡5g　茵陈10g　瞿麦6g
荷叶10g　白芍10g　金银花12g　蒲公英10g
连翘10g　延胡索10g　蒲黄炭10g　川楝子6g
远志5g　合欢皮10g

另，三七粉3g×5袋，1.5g/次，2次/日，分冲（经期服）。

14剂，日一剂，早晚服。告知患者少食辛辣刺激食物。

三诊：2005年2月27日。LMP：2005年2月21日，之前BBT不典型双相，经行腹痛明显缓解，无肛周疼痛及腿部不适，经量中，色红，5天净，纳眠可，二便调。复查B超：卵巢囊肿消失。舌淡红，苔薄，脉细滑。

处方：枸杞子15g　川断12g　夏枯草12g　炒蒲黄10g
浙贝母10g　桔梗10g　薏米15g　玫瑰花5g
枳壳10g　金银花12g　蒲公英10g　远志5g
合欢皮10g　茯苓12g　川芎6g
另，三七粉3g×5袋，1.5g/次，2次/日，分冲（经期服）。
20剂，日一剂，早晚服。

按：患者人工流产后痛经2年，并渐进性加重，属中医痛经范畴。妇科检查阴道后穹隆可触及触痛结节，B超检查发现附件区包块，子宫内膜异位症诊断明确。

患者多次流产史，人工流产手术后出现痛经渐进性加重，宫腔手术导致冲任受损，瘀血阻滞冲任血海；加之患者平素喜食辛辣刺激食物，损伤脾胃，脾胃受损，运化失司，水液代谢失调，导致湿邪内生，湿瘀日久化热，伏热伤阴，阴伤亦可致血行不畅，胞脉阻滞，不通则痛，瘀阻日久，聚积成癥，此为实证，舌黯红为阳证、热证。对于此类子宫内膜异位症的治疗，柴嵩岩教授提出了“化湿浊、祛痰滞、散结聚、解毒热”的总体治疗法则。首诊方以生牡蛎、夏枯草软坚散结，川芎活血理气止痛，引药入血，川楝子、香附行气活血止痛，茜草炭用在经后起到活血化瘀止血作用，金银花、野菊花清热解毒，地骨皮、茵陈、薏米清热利湿，枸杞子平补肝肾，三七粉化瘀止痛。

患者二诊时，经行疼痛有所缓解，继续以活血理气、清热散结为法，但出现了失眠症状，据舌象来看，体内热象明显，脉弦有肝郁之证，故增加柴胡疏肝理气，延胡索索理气止痛，蒲黄炭活血止血，远志、合欢皮既能安神又能补肾疏肝，瞿麦、荷叶清热利湿，白芍养阴柔肝，蒲公英、连翘助清热解毒利湿之效。并告知患者少食辛辣刺激食物，以免加重体内湿热瘀结之患。

患者三诊时经行腹痛明显缓解，检查B超卵巢囊肿消失，舌黯红苔薄黄转为舌红苔薄，脉象也趋于正常，方已显效，现湿邪已解，续以活血理气、清热散结之法巩固疗效。方用枸杞子、川断滋补肝肾；浙贝母、薏米、茯苓去湿化痰；并使用桔梗宣肺理气，使肺气通宣以启肾，气行则血行，调理一身之气血；玫瑰花、枳壳疏肝理气；金银花、蒲公英清热解毒。

本案子宫内膜异位症之痛经，辨证为气滞血瘀兼有内热，治疗一直立法为活血理气、清热散结，各诊治疗中病、证结合，取得显著疗效。根据子宫内膜异位症的病理演变过程，结合患者中医证候，柴嵩岩教授将子宫内膜异位症的中医辨证为气滞、血瘀、热伏、湿阻诸证，相应治以理气、化痰、清热、利湿、散结之法，并形成特色用药经验。理气常用柴胡、川楝子、枳壳、香附、延胡索索；化瘀常用茜草、蒲黄、三七粉，川芎；清热常用金银花、野菊花、蒲公英、夏枯草、地骨皮；利湿常用车前子、茵陈、荷叶、萆薢、瞿麦、萹蓄；散结常用生牡蛎、浙贝母、夏枯草等。

第十章　子宫肌瘤

· 病机：冲任阻滞，瘀血结聚。

· 治法：无生育要求者，对症治疗，调经止血。
　　有生育要求者，化瘀消癥，调理气血。

子宫肌瘤又称子宫平滑肌瘤，是女性生殖器官最常见的一种良性肿瘤。根据其生长部位、肿瘤的大小差异，临床常出现月经过多、经期延长、下腹部包块、尿频、排尿困难、大便秘结、不孕、贫血等症状。临床发病率非常高，根据相关资料，35岁以上妇女约20%患有子宫肌瘤，很多患者无症状，或肌瘤很小，因此临床报道发病率远较其真实的发病率为低。子宫肌瘤属于中医癥瘕范畴，因其症状不同，也可归入月经过多、经期延长、崩漏、带下病、癥闭、不孕等。

一、诊治经验

柴嵩岩教授认为，无论其临床表现如何，子宫肌瘤的病因病机多为血瘀而致。冲任阻滞、血行受阻，瘀血结聚于胞宫不散，则日久而成癥瘕。而对其治疗，则以化瘀为大法，根据病机不同随证加减。治疗时要根据子宫肌瘤的大小及临床症状，判断是否属于中医药可能介入的范围，明确中西医的治疗优势和适应症，不能盲目施治。特别要注重病人的年龄、有无生育要求等，对于接近更年期的患者，无生育要求的，可以对症治疗，调经止血为主，常用生牡蛎、侧柏炭、仙鹤草、乌梅、寒水石、苦丁茶等收敛固冲，减少出血，以图平稳度过围绝经期；而对于育龄期有生育要求的患者，若妊娠为其主要目的，则要考虑到药物对卵巢周期的影响，化瘀消癥的同时调理气血，建立正常周期。根据月经的不同时期用药，经期通因通用，但化瘀而不破血，常用茜草炭、蒲黄炭、三七粉等化瘀止血，又不留瘀为患；经后期以调理气血为主，此时卵泡尚未成熟，不会影响受孕，是治疗肌瘤的最佳时期，可重用化瘀消癥散结药物，不用担心出血风险，常用生牡蛎、鳖甲、夏枯草、桃仁、藕节、川芎、浙贝母、薏米等；经前期不能确定患者是否妊娠，本阶段以固冲为主，防止消癥散结药物影响胎儿或导致经期出血较多，常用苎麻根、黄芩、白术、覆盆子、白芍、侧柏炭等。

二、临证验案

案一 黄某，女，48岁，已婚，孕2产1。2009年6月7日初诊。

主诉：经期延长1年。

既往月经规律7/28天，量中。2000年体检发现子宫肌瘤，定期复查，逐渐增大。1年来月经经期逐渐延长，现月经10～14/26～28天，量偏多，色暗，有血块。LMP：2009年5月14日。外院建议行手术治疗。平素带下稍黄，易急躁，纳眠可，二便调。舌质紫黯，两边有瘀斑，苔薄黄，舌苔有剥脱，脉细弦滑。

辅助检查：2009年6月7日B超：子宫7.6cm×6.9cm×7.8cm，可见多个不均低回声区，最大位于子宫后壁，大小4.5cm×4.1cm，边界清楚，双附件未见异常。诊断：子宫肌瘤。

西医诊断：子宫肌瘤。

中医诊断：癥瘕，经期延长。

辨证：气滞血瘀。

治法：清热止血，行气消癥。

处方：生牡蛎30g　寒水石10g　北沙参15g　旱莲草12g
柴胡5g　槐花5g　金银花12g　夏枯草12g
大腹皮10g　川楝子6g　绿萼梅10g　薏米15g
藕节炭10g　三七粉（分冲）3g
14剂，日一剂，早晚服。

二诊：2009年6月22日。LMP：2009年6月12日，带经10天，量中，色暗，第一天下腹坠胀。舌紫黯，两边有瘀斑，苔薄白，脉细弦滑。

处方：生牡蛎30g　夏枯草12g　旱莲草12g　北沙参15g
浙贝母10g　桃仁10g　郁金6g　蒲黄炭10g
合欢皮10g　枳壳10g　香附10g
20剂，日一剂，早晚服。

另，三七粉 3g×7 天，1.5g/ 次，2 次 / 日，经期冲服。

三诊：2009 年 7 月 24 日。LMP：2009 年 7 月 13 日，带经 7 天，量稍多，有小血块。患者服药后无不适，纳眠可，二便调，带下正常。舌质暗，舌边瘀斑较前减轻，苔薄白腻，脉滑。

辅助检查：2009 年 7 月 24 日 B 超：子宫 7.1cm×6.7cm×7.6cm，可见多个不均低回声区，最大位于子宫后壁，大小 4.1cm×3.7cm，边界清楚，双附件未见异常。诊断：子宫肌瘤。

处方：生牡蛎 30g　浮小麦 12g　旱莲草 12g　白芍 10g
蒲黄炭 10g　桃仁 10g　川芎 5g　浙贝母 10g
夏枯草 12g　茵陈 10g　薏米 10g　枳壳 10g
大腹皮 10g　香附 10g
20 剂，日一剂，早晚服。

另，三七粉 3g×7 天，1.5g/ 次，2 次 / 日，经期冲服。

四诊：2009 年 8 月 24 日。LMP：2009 年 8 月 13 日，带经 7 天，量中，血块减少。服药后无不适，纳眠可，二便调，带下正常。舌质暗，舌边瘀斑减轻，苔薄白，脉滑。

辅助检查：2009 年 8 月 23 日 B 超：子宫 7.1cm×6.6cm×7.2cm，可见多个不均低回声区，最大位于子宫后壁，大小 3.5cm×3.0cm，边界清楚，双附件未见异常。诊断：子宫肌瘤。

处方：生牡蛎 30g　浮小麦 12g　白芍 10g　蒲黄炭 10g
桃仁 10g　川芎 5g　浙贝母 10g　夏枯草 12g
地丁 10g　薏米 10g　枳壳 10g　大腹皮 10g
香附 10g
20 剂，日一剂，早晚服。

另，三七粉 3g×7 天，1.5g/ 次，2 次 / 日，经期冲服。

按：该患者 48 岁，已属围绝经期，无生育要求。此类患者子宫增大，根据肌瘤的大小和位置，往往出现出血性表现，如月经过多、经期延长、崩漏、绝经时间晚等，或有压迫症状。症状严重者可影响日常生活，出现贫血症状，治疗时多采用手术治疗，行全子宫切除术。柴嵩岩教授认为，患者进入“七七”阶段，应顺应正常的生理变化。患者长期出血，气血损伤，除影响其身体健康，还严重影响心理状态，而情志内伤，肝气郁结，又加重气血阻滞，加重病情。因此，针对此患者月经经期延长，血量偏多的症状特点，治疗时当以化瘀消癥、收敛固涩、缩宫止血为主，减少出血，以固护气血冲任。

患者首次就诊时经期延长1年，子宫肌瘤最大为4.5cm×4.1cm，外院建议手术治疗，患者心理压力较大。根据舌脉，辨属气滞血瘀为主，气血运行不畅，瘀血阻滞冲任胞宫而形成癥瘕，瘀阻冲任，血不循经，故经期延长、色暗有块，瘀久易生热，日久灼伤阴液，故见带下色黄、舌苔剥脱等。柴教授认为，治疗当标本兼顾，但先以治标为主，待表证除后，加强治本。考虑患者已近月经期，平素经期较长，不宜活血太过，恐加重出血，故方药中以生牡蛎、寒水石、藕节炭清热凉血、收敛止血；金银花、槐花、川楝子清热，解表邪；三七粉化瘀止血，不破血；北沙参、旱莲草养阴清热；柴胡、大腹皮、川楝子、绿萼梅行气疏肝，气行则血行；生牡蛎、夏枯草、薏米又化痰散结消癥。全方以气分药为主，以气行带动血行；以解其表热之邪为主，以防热邪迫血伤阴。

患者二次就诊时，根据舌脉，热象已解，辨属气滞血瘀证。正值月经后，此时阳消阴长，血海相对空虚。柴教授认为，此时应着重治本，根据其主要证候，治以行气活血、散结消癥。方中生牡蛎、夏枯草、浙贝母化痰消癥散结；桃仁、郁金、蒲黄炭、合欢皮都有活血化瘀的作用；合欢皮、枳壳、香附疏肝行气；此时不忘旱莲草、北沙参，一来滋阴补肾，二来防止活血太过而缩短月经周期，方中用生牡蛎也有此意。月经期是妇女较特殊的生理时期，此时血海浮动，阴阳平衡比较脆弱，故此时期的状态不宜被过多干扰，因此经期停服中药，另以三七粉冲服，止血、化瘀、定痛。《玉楸药解》中提到，三七能“和营止血，通脉行瘀，行瘀血而剑新血”。

患者三诊、四诊时复查B超，子宫肌瘤已明显减小，月经周期恢复，已无手术指征。故治疗原则不变，可根据患者当时的症状及舌脉，辨证论治，随证加减用药。

案二 李某，女，30岁，已婚，孕0产0。2011年2月12日初诊。

主诉：发现盆腔肿物1个月。

患者月经初潮13岁，平素月经规律，6～7/32～34天，血量稍多，色淡红，有小血块，第一天下腹坠痛。LMP：2011年2月3日。患者自2010年夏开始计划妊娠，未避孕。2011年1月体检发现子宫肌瘤，最大为3.7cm×3.1cm，现为求治疗就诊。平素带下量稍多，大便2～4日一行，质黏。舌体胖大，色淡暗，舌苔白，脉沉细滑，无力。

辅助检查：2011年1月B超：子宫大小5.1cm×4.7cm×4.1cm，右侧壁可见一不均低回声，大小为3.7cm×3.1cm，向外突，子宫后壁可见一不均低回声，大小为1.0cm×0.9cm。诊断：子宫肌瘤。

西医诊断：子宫肌瘤。

中医诊断：癥瘕。

辨证：脾肾不足，痰湿瘀阻。

处方：菟丝子15g 杜仲10g 生白术12g 茯苓10g
山药12g 当归10g 川芎5g 蒲黄炭10g
浙贝母10g 薏米15g 桔梗10g 夏枯草12g
香附10g 全瓜蒌12g
14剂，日一剂，早晚服。
建议患者测量BBT。

二诊：2011年2月26日。LMP：2011年2月3日，现BBT上升3天。服药后无不适，食欲较前佳，睡眠好，小便正常，大便1～2日一行。舌体胖大，色淡暗，舌苔薄白，脉细滑。

处方：菟丝子15g 炒川断10g 生白术10g 茯苓10g
山药12g 黄芩10g 白芍10g 枸杞子12g

荷叶 10g

10 剂，日一剂，早晚服。

另：三七粉 3g×5 天，1.5g/ 次，2 次 / 日，经期冲服。

三诊：2011 年 3 月 12 日。LMP：2011 年 3 月 8 日，量中，今日血量减少，色淡暗红，第一天轻微下腹坠痛。BBT 呈不典型双相。服药后无不适，纳眠好，小便正常，大便略干。舌体胖大，色淡暗，舌苔薄白，脉沉细弱。

处方：菟丝子 15g 杜仲 12g 太子参 12g 生白术 10g
茯苓 10g 当归 10g 白芍 10g 川芎 6g
蒲黄炭 10g 桃仁 10g 荔枝核 10g 浙贝母 10g
夏枯草 12g 瞿麦 6g 桔梗 10g 枳壳 10g

20 剂，日一剂，早晚服。

四诊：2011 年 4 月 2 日。患者 BBT 稳定，现已典型上升。服药后无不适，纳眠可，小便正常，大便 1 ～ 2 日一行。舌体胖大，色淡暗，舌苔薄黄，脉细滑。

处方：菟丝子 15g 炒川断 10g 生白术 15g 山药 12g
旱莲草 12g 黄芩 10g 白芍 10g 枸杞子 12g
荷叶 10g 莲须 5g 地骨皮 6g

10 剂，日一剂，早晚服。

另：三七粉 3g×5 天，1.5g/ 次，2 次 / 日，经期冲服。

五诊：2011 年 4 月 23 日。LMP：2011 年 4 月 10 日，量中，较前色红，带经 6 天，痛经好转。经前 BBT 呈近典型双相，现 BBT 稳定。纳眠可，二便正常。舌淡暗，苔薄白腻，脉沉滑。

辅助检查：2011 年 4 月 19 日 B 超：子宫大小 5.2cm×4.9cm×4.2cm，右侧壁可见一不均低回声，大小为 3.4cm×2.9cm，向外突出，子宫后壁可见一不均匀低回声，大小为 1.0cm×1.0cm。右卵巢内无回声，大小 0.9cm×0.8cm。诊断：子宫肌瘤，右卵巢卵泡。

处方：菟丝子 15g 杜仲 12g 太子参 12g 生白术 15g

茯苓 10g　当归 10g　白芍 10g　川芎 6g
蒲黄炭 10g　桃仁 10g　苏木 10g　夏枯草 12g
薏米 15g　茵陈 10g　瞿麦 6g　枳壳 10g
20 剂，日一剂，早晚服。

六诊：2011 年 5 月 21 日。患者 2011 年 5 月 17 日因月经未潮，自测尿早早孕阳性。BBT 现已升高 20 天，并稳定。舌淡暗，脉沉滑。

按：此患者为育龄期女性，发现子宫肌瘤时间较短，且子宫大小正常，肌瘤大小＜ 5cm，最大肌瘤位于浆膜下，无明显症状，暂无需手术治疗，可选择定期观察。患者就诊时有生育要求，故治疗重点应为控制肌瘤发展和调经促孕。患者月经稍后错，色淡，大便虽日一行，但质黏不硬，带下量稍多，舌体胖大，舌质淡暗，脉沉细滑，无力。辨证属脾肾不足、痰湿瘀阻。脾肾不足为本，导致水液代谢失常，日久形成痰湿，流注下焦，结聚于胞宫，阻滞冲任气血，日久瘀血内生，瘀血与痰湿凝聚而形成癥瘕。患者有规律月经周期，故治疗时要注意不影响正常的生理周期，按周期给予不同的治疗，嘱患者监测 BBT，以了解患者的排卵情况，并指导同房。月经后用药以补肾健脾、养血活血、化痰消癥为主。补肾健脾养血治其本，脾肾之气充则血行推动有力，配合川芎、蒲黄炭、桃仁、苏木等活血化瘀，夏枯草、荔枝核、浙贝母等软坚散结之药，瘀血自可化。肾主水，脾主运化，肺为水之上源，方中补肾健脾同时，用浙贝母、桔梗等调理肺气，配合瞿麦、茵陈、薏米、荷叶等祛湿化痰，使全身水液代谢输布有常，痰湿之邪可除。排卵后，考虑到患者有生育要求，未避孕，则活血化痰药物要慎用，以防伤胎，治疗时以补气养血、固护冲任为主。经期因气血变化急骤，血海浮动，不宜过多干扰，仅给予三七粉化瘀、止血、止痛。经治疗，患者肌瘤减小，成功妊娠。

第十一章　盆腔炎性疾病

· 病机：湿热或毒邪内蕴，凝聚下焦。

· 治法：前期以攻邪为主，后遗症期以扶正祛邪，补肾益气、瘀止病为主。

一、诊治经验

盆腔炎性疾病是妇女多发病、常见病之一。虽然疾病发生在生殖系统，却常引起程度不等的全身反应。其病变可局限于某一部位或几个部位，同时发病。主要致病原因为分娩、产褥、流产、宫腔手术操作或经期延长，以及机体防御能力暂时减弱等情况下，致病菌侵入生殖器而引起发病。中医根据不同症状将其归入“带下”“腹痛”等范畴进行辨治。如《妇人大全良方》中云：“妇人带下因经行产后风邪入胞门传于脏腑而致之。”但炎症并不能涵盖古人所指的带下症，反之带下又仅是指生殖器炎症的一个症状。如盆腔炎性包块、脓肿等则属中医学“癥瘕”范畴，因此本症的病因、治疗原则比较复杂。

盆腔炎性疾病往往会后遗慢性盆腔痛，严重影响患者生活质量。如炎症波及输卵管或子宫内膜，可引起不孕，既影响患者的健康，又影响患者的心理和家庭。柴老认为盆腔炎性疾病多因湿热内蕴，气滞血瘀，冲任受阻，凝聚下焦而成病，临床以湿热下注和毒邪内蕴两型较为多见，主要症状为下腹疼痛，腰痛，带下绵绵，间或发热及下腹癥块拒按；脉见滑数，舌质红苔黄白而干。此时正气未伤，正邪相争而发热，治疗时应以攻邪为主，以野菊花、蒲公英、地丁、鱼腥草、金银花、连翘等清热解毒，以车前子、瞿麦、川芎引药下行，薏米、冬瓜皮、荷叶、土茯苓等除湿，延胡索、蒲黄、三七粉等化瘀止痛。而盆腔炎性疾病后遗症期，因病情迁延难愈，往往损及正气，多见肾虚血瘀型。治疗时以扶正祛邪，补肾益气、化瘀止痛为主，用生牡蛎、瞿麦、延胡索、蒲黄炭、丝瓜络等改善盆腔粘连疼痛，如有输卵管积水，可用瞿麦、浙贝母、荔枝核、桃仁、鱼腥草、鳖甲、路路通、荷梗等化痰散结通络，配合金银花、连翘清热解毒，解郁热余邪。往往此类患者长期身体不适，加之心理、家庭的压力，病情迁延日久，多有情志不遂等因素，故佐以柴胡、郁金、绿萼梅等疏解肝郁。

柴老治疗盆腔炎性疾病时，一是根据舌象辨证，二是根据患者的月经情况调整用药。从舌象上大体可将盆腔炎分成以红舌、淡舌和暗舌为代表，观察以热、虚、瘀为病理特点的三类进行临床治疗，其用药各具特色：舌红苔黄者，临床治疗以清热解毒为主，常用金银花、野菊花、地丁、土茯苓、川楝子等药。若舌苔厚或腻，为兼有湿邪，可酌加荷叶、冬瓜皮、枳壳、莱菔子等利湿化浊；若舌苔干或有剥脱者，为热已伤阴，可加玉竹、知母等养阴清热。舌淡者，多病程较长，以脾肾不足、湿浊内蕴者多见，此时治疗当标本兼顾。不可认病不辨证，以为炎症就一味清热解毒。此类患者脾肾阳气本已不足，苦寒折伐，则阳气更伤，故治疗当健脾益肾、行气利湿化浊为主，勿用白芍等酸收之品，恐其留邪之弊。常用冬瓜皮、白术、薏米、杜仲、荔枝核、蛇床子、当归、香附等。舌暗者，为气血瘀滞之征，治当理气活血为法，常用益母草、茜草炭、川芎、炒蒲黄、丝瓜络、川楝子等，此类患者多有情绪问题，可配合合欢皮、绿萼梅等疏肝理气解郁，疼痛明显者，可加瞿麦、三七粉等化瘀止痛。

以上均须注意患者月经情况，经期前后清热解毒勿过用苦寒，凉血药亦当少用，量多者可用茜草炭、三七粉化瘀止血，或在月经干净后 1 周左右用活血药；月经量少、后期者，活血药为适宜证，可加当归以养血活血；而月经先期者，多有热象，可在清热解毒的同时，配伍生牡蛎、莲须等固冲之品。当患者体弱气虚时在清热解毒药物中酌加生芪，除有增强机体抗病能力外，又有内托之功。

对盆腔炎性疾病在辨证治疗的同时，可佐用活血化瘀药物，确能提高疗效。柴老认为瘀血不去，新血不生。而活血能使气血通畅，促进肿块的消散和炎症的吸收，但用活血化瘀类药物时，考虑以下几点：

①对月经量过多的炎症患者用活血药时，应在月经干净后 10 天内使用为宜，常用泽兰、茜草、丹参等，同时佐柴胡、生牡蛎以升提固涩，避免出血。热象明显的加丹皮、茅根清热凉血。

②若月经周期在 20 天以内者，应在清热解毒药中加生牡蛎、柴胡、莲须。待周期延长后再佐用活血药物。

③月经周期错后及月经量少者，是使用活血药物的适应证。

二、临证验案

案一 苏某，28岁，已婚。2010年7月27日初诊。

主诉：时有下腹疼痛一年余。

14岁初潮，4～5/28～30天，量中，无痛经。G3P0，既往3次人流史，末次2009年6月，之后时有下腹疼痛。平素时有下腹痛，熬夜加重。2009年10月宫腹腔镜联合检查示：宫腔粘连，左卵管通畅，右卵管堵塞。术后予补佳乐治疗3个月。PMP：2010年6月23日，LMP：2010年7月20日，月经量少。现无腹痛等不适主诉，纳眠可，二便调。舌绛暗，苔薄白，脉细滑。

西医诊断：盆腔炎性疾病后遗症。

中医诊断：盆腔炎。

辨证：气血不足，胞络阻滞。

治法：益气养阴，活血通络。

处方：北沙参15g　远志5g　益母草10g　熟地10g
茜草12g　炒蒲黄10g　川芎6g　女贞子15g
阿胶珠12g　合欢皮10g　生甘草4g　柴胡3g
20剂。

二诊：2010年9月7日。LMP：2010年8月15日，量较前增多，无不适主诉，带下较前增多，二便调。舌绛苔白，脉细滑。

处方：太子参10g　石斛10g　女贞子15g　熟地10g
当归10g　阿胶珠12g　香附10g　枸杞子15g
川断15g　泽兰10g　旱莲草12g
20剂，月经第5天服。

三诊：2010年10月26日。LMP：2010年9月10日，现患者停经42天，查血β-HCG 4690.8mIU/mL，P 18.32ng/mL，BBT高温平稳，阴道少量出血，

色黑，无腹痛，纳眠可，二便调。舌淡苔黄薄，脉沉滑。

处方：覆盆子 15g　黄芩炭 10g　莲子心 3g　苎麻根 6g
山药 10g　白术 10g　大小蓟炭 12g　椿皮 5g
旱莲草 15g　莲须 5g
14 剂。

按：患者既往有 3 次人流史，术后宫腔粘连，腹腔镜示右卵管堵塞，盆腔炎诊断是明确的。患者多次手术，肾精受损，血海亏虚，舌绛，脉细，说明阴血已伤，故治法当益气养血补肾为主。首诊以北沙参益气养阴，补肺气启肾水；女贞子、熟地、阿胶珠养血补肾。与此同时，考虑患者多次手术史（人流、宫腔镜、腹腔镜），必定多虚多瘀并存，故用益母草、茜草、炒蒲黄、川芎活血化瘀，合欢皮、柴胡疏肝通络。二诊在太子参、石斛、熟地、阿胶珠、女贞子益气养阴的基础上，加大了补肾之力，加用川断、枸杞子补而不滞，配合泽兰、香附理气活血、疏肝通络，令全方一片盎然生机。三诊患者已妊娠，转以固肾清热安胎为法。

本病炎症的诊断明确，但治法上，益气养血补肾贯穿始终，以培其本，断不可只认病，不辨证，因其炎症而一味清热解毒、活血化瘀。

案二　尚某，女，34 岁。1970 年春初诊。

主诉：取出宫内节育器 2 周。

患者取出宫内节育器术后发热，体温最高 39℃，伴下腹坠痛，脓性带下。查血常规：白细胞 20×10^9/L，B 超提示双侧输卵管积脓。外院予多种抗生素治疗 2 周，效果不佳。二便可。舌红嫩，苔黄白干，脉滑数。

西医诊断：输卵管积脓。

中医诊断：盆腔炎

辨证：毒邪内蕴，湿热下注。

治法：清热解毒，化瘀消脓。

处方：萆薢 12g　土茯苓 30g　茜草 6g　柴胡 3g

金银花 15g 野菊花 15g 桔梗 10g 牛膝 10g
连翘 12g 丹皮 10g 桃仁 10g 延胡索 10g
瞿麦 10g

治疗经过：服前方六剂后腹痛减轻，带下减少。服至 15 剂时腹痛大减，能做轻微劳动。用前方加减虽症状及盆腔检查均恢复，但白细胞不降，一直在（10～12）$\times 10^9$/L。故改用当归、丹参、刘寄奴、香附、柴胡、小茴香、益母草等养血化瘀温经之品。三个月后怀孕，至期分娩一健康男孩。

按：本例输卵管积脓患者初诊时症状较重，急性期白细胞偏高，以清热利湿排脓为主。药后症状明显缓解，但机体由于长期服用苦寒药物，致使湿寒凝滞，气血不调，而影响病愈，后期改用温经养血化瘀法，使气血调和而很快治愈。

案三 于某，女，30 岁。1969 年秋初诊。

主诉：发现盆腔肿物 2～3 年，加重 1 月。

月经周期正常，但经量很少。幼年曾患肺结核，胸透有陈旧性病灶。近 2～3 年来发现盆腔肿块，考虑为结核性，用抗结核疗法未能痊愈。近一个月来肿块迅速增大，伴有午后低热、腹胀及排便困难。一周来由于排便困难，曾几次昏倒在厕所而住院。钡灌肠检查：盆腔肿块为 20cm×20cm，压迫乙状结肠，准备切除肿块与乙状结肠紧密粘连部分，同时造人工肛门，术前准备期间试服中药治疗。患者呈急重病容，呼吸急促无力，取半卧位，舌质绛红，苔黄白厚腻，脉见滑数。

西医诊断：结核性盆腔肿块，粘连性肠梗阻。

中医诊断：癥瘕。

辨证：湿热郁久，浊液凝聚。

治疗：清热解毒，软坚消聚，兼以化浊。

处方：金银花 15g 野菊花 30g 生鳖甲 20g 全瓜蒌 60g
枳壳 10g 南沙参 30g 熟军 3g 夏枯草 12g

柴胡 3g 桔梗 12g 贝母 10g 赤芍 10g
萆薢 10g

治疗经过：服两剂后可以自行排便，痛苦感减轻。又按原方连服 6 剂，患者自觉体力渐增，腹胀大减，可在室内活动。依前方加减治疗四个多月后，腹部肿块完全消失，并能工作。随访四年，一切良好。

按：本患者既往有陈旧性肺结核史，此次由于盆腔肿块继发粘连性肠梗阻。经用全瓜蒌下气宽中、散结滑肠；佐用熟军、枳壳理气通便。在治疗上着重通便先治标，待病情好转后再治本。

第十二章　习惯性流产

· 病机：肾虚受胎不实，冲任不固。

· 治法：补肾养血，固冲安胎。

一、诊治经验

习惯性流产为自然流产连续3次以上者，每次流产往往发生在同一妊娠月份。中医学称为“滑胎”。习惯性流产的原因大多为孕妇黄体功能不全、甲状腺功能低下、先天性子宫畸形、子宫发育异常、宫腔粘连、子宫肌瘤、染色体异常、自身免疫等。随着近年来女性生活节奏过快，工作压力增大，以及电磁辐射及环境污染等因素影响，习惯性流产发生率逐年增高。

中医学认为，习惯性流产或滑胎，多因母体先天不足或后天失养；或因气血耗伤，不能养胎；或由素体阴虚，内热伤胎，而致屡孕屡堕。

柴老认为，习惯性流产根本病机在于肾虚受胎不实，冲任不固，故治疗应以补肾养血、固冲安胎之法为主。对于不同证候，临证时需随证加减，兼而治之。根据患者就诊时段不同，给予不同的治则。如患者前来就诊时为流产后，当考虑此时胞宫余血未清，产后多虚多瘀，自当助其清除余血，下胎益母，常用阿胶配益母草，养血祛瘀，以阿胶之滑利之性，加益母草活血利湿、促进子宫收缩，帮助瘀血排出而不伤正。如患者就诊时已恢复月经，此时胞宫恢复原有状态，应注意治病求本，虚者培补脾肾、填充血海，培养卵子，实者化痰祛瘀，改善孕床环境。如患者就诊时已再次受孕，当注意固冲安胎，尽量保住胎儿，一直要保胎超过前次流产的孕周。

二、临证验案

案一　王某，女，33岁，已婚。2012年12月22日初诊。

主诉：婚后5年2次胎停育。

结婚5年，G2P0，2009年2月、2012年11月先后两次均于孕2个月左右胚胎停育，末次清宫术为2012年11月21日。平素月经3～7/28天，量中，痛经（+），2008年开腹行双侧卵巢巧克力囊肿剥除术。2012年5月

IVF-ET：取卵5个成胚4个，移植未成功。有甲减病史，服用优甲乐治疗中。LMP：2012年12月15日，纳可，眠欠佳，时感腰酸，二便调。舌肥嫩暗，齿痕重，苔白腻，脉沉细滑无力。

辅助检查：2012年8月查FSH 11.00mIU/mL，E2 35.1pg/mL，LH 2.30mIU/mL。

西医诊断：习惯性流产。

中医诊断：滑胎。

辨证：肾虚肝郁。

治法：疏肝补肾。

处方：车前子（包）10g　玉竹10g　茯苓10g　首乌10g
益母草10g　川楝子6g　川芎5g　泽兰10g
合欢皮10g　百合12g　白术10g　杜仲10g
生甘草5g　广木香3g　郁金6g
20剂，日一剂，水煎服。

二诊：2013年3月16日。LMP：2013年2月28日，前BBT不典型双相，现BBT有上升，自觉腰痛，困乏。2013年3月3日查LH 6.7mIU/mL，E2 35.1mIU/mL，FSH 19.6mIU/mL。舌肥淡，脉细滑。

处方：太子参10g　白术10g　川断15g　香附10g
广木香3g　茵陈12g　合欢皮10g　川芎5g
夏枯草12g　桂圆肉12g　乌药6g　菟丝子15g
20剂，日一剂，水煎服。

三诊：2013年5月4日。LMP：2013年4月22日，PMP：2013年3月25日，前BBT不典型双相，基线高，药后经量增多，眠可。舌淡，脉细滑。

处方：淫羊藿10g　熟地10g　当归10g　远志5g
月季花6g　白术10g　桂圆肉12g　薏米15g
柴胡5g　香附10g　茯苓10g　川断15g
白芍10g　川芎5g　阿胶珠12g
20剂，日一剂，水煎服。

四诊：2013年6月22日。LMP 2013年6月11日，前BBT未测。2013年6月13日FSH 17.9mIU/mL，LH 5.23mIU/mL，E2 42.6pg/mL，T 13.7ng/dL（正常值14～80ng/dL），TSH 3.17mIU/mL（正常值0.51～4.94mIU/mL）。舌淡苔黄白腻，脉细滑。

处方：冬瓜皮15g　茯苓10g　砂仁5g　当归10g
首乌10g　夏枯草10g　大腹皮10g　槐花5g
月季花6g　菟丝子15g　莱菔子10g　丹参10g
金银花10g　生甘草5g　蛇床子3g
20剂，日一剂，水煎服。

五诊：2013年9月7日。LMP：2013年8月2日，试管解冻移植后。9月6日查HCG 1428mIU/mL，E2 204pg/mL，P 19.50mIU/mL。现服黄体酮20mg，口服，地屈孕酮20mg，阴道上药2片。舌苔白，脉细滑。

处方：枸杞子15g　苎麻根6g　侧柏炭15g　菟丝子15g
白术10g　荷叶10g　大小蓟15g　椿皮5g
覆盆子15g　黄芩炭10g　竹茹6g　茯苓10g
百合12g
7剂，日一剂，水煎服。

后随访至孕12周停用中药。

按：患者婚后连续2次胚胎停育，足见先天之不足，肾气亏虚，胎失所养。加之取卵移植不成功，情志不遂，气机不畅，肝郁气滞，故经行腹痛。根据病因，结合舌脉，辨证属肾虚肝郁，治以益肾活血，疏肝解郁。方中以杜仲、首乌益肾填精养血；茯苓、白术益气健脾；郁金、百合疏肝郁，缓急迫；合欢皮助百合以安心神；车前子、川芎、泽兰、川楝子、木香均为通利活血之品，以期促进排卵。因防通利之品川楝子、木香温燥，故加玉竹以滋润养阴。

患者二诊之时，BBT有上升趋势，可见上方显效，逐渐恢复排卵。一诊辨证属肾虚肝郁，治法仍以益肾活血、疏肝解郁为主，以川断、菟丝子温补脾肾，太子参、白术益气健脾养阴，桂圆肉、乌药温守下焦，以香附、木香、川芎通利活血，茵陈清热平肝，合欢皮补脾阴，安五脏。夏枯草为阴中透阳之品，既可调和阴阳，也能辅助抑制通利之品的温燥之性。

三诊之时正值患者月经期，经量增多，BBT呈现不典型双相，经益肾健脾之法使气血得养，经后进一步健脾温肾，养血活血。方中加淫羊藿、熟地、远志以增强益肾填精之功效，当归、白芍、阿胶养血柔肝，薏米、月季花、柴胡健脾除湿。益肾健脾、养血，同时通利湿浊，补而不滞，以充实血海。

患者四诊，因苔黄白腻，有湿热之征，故去温肾之品，加冬瓜皮、大腹皮、砂仁、莱菔子、金银花等清热淡渗利湿，脾气健运亦不失调经助孕之法。

五诊患者已移植成功，故以益肾安胎为主，辅以疏肝清热。方以覆盆子、菟丝子、枸杞子、白术固冲安胎；椿皮、竹茹、苎麻根、侧柏炭、黄芩炭等清热固冲。竹茹又可清热止呕，减轻早孕之不适。

经五诊，患者成功受孕。老师认为：屡孕屡堕者临床证候可能有多种变化，或兼有如肝郁、血热等杂证，但肾虚为根本病机。故益肾治法贯穿始终，而根据临床表现不同加减变化。受孕之后，则以固冲安胎为宗旨，病机存在，治法不变，不要因临床症状繁杂而迷失。

案二 赵某，女，33岁。2009年6月23日初诊。

主诉：不良孕史3次。

既往月经规律，7/30天，量中，痛经（±），G4P0。2003年药流1次，药流不全后清宫；2004年10月孕80天，B超未见胎心，胎停育，清宫；2005年11月孕44天，B超未见胎心，自然流产未清宫；2008年9月孕52天，B超未见胎心，自然流产未清宫。现月经3～4/26～28天，血量较前减少约1/2，色淡黯。刻下症：现无明显不适主诉，LMP：2009年6月22日，PMP：2009年5月25日。舌淡暗，脉弦细滑。辅助检查：2009年3月31日（月经第4天）LH 3.89U/L；FSH 7.0U/L；E2 0.14nmol/L（0.08～0.79nmol/L）；PRL 17.68ng/mL（3.34～26.72nmol/L）；T 1.52 nmol/L（0.35～2.6nmol/L）；2009

年协和流产相关检查未见明显异常。

西医诊断：习惯性流产。

中医诊断：滑胎。

辨证：肾虚肝郁。

治法：补肾疏肝。

处方：首乌 10g　当归 10g　女贞子 15g　月季花 6g
车前子 10g　金银花 10g　天冬 10g　山药 15g
合欢皮 10g　菟丝子 20g　杜仲 10g　白芍 10g
川芎 5g

20 剂，月经第 5 天始服。

二诊：2009 年 7 月 14 日。LMP：2009 年 6 月 22 日，BBT 不典型双相，现 BBT 上升，余无不适主诉，二便调。舌暗，脉细滑。

处方：阿胶珠 12g　女贞子 20g　熟地 10g　桂圆肉 12g
地骨皮 10g　合欢皮 10g　当归 10g　远志 5g
茜草炭 12g　泽兰 10g　茵陈 10g　浮小麦 12g

20 剂，月经第 5 天始服。

三诊：2009 年 11 月 17 日。LMP：2009 年 11 月 11 日，BBT 典型双相，舌暗淡苔白，脉细滑有力。

处方：枸杞子 12g　川断 15g　当归 10g　薏米 12g
阿胶珠 12g　合欢皮 10g　百合 12g　桃仁 10g
三棱 10g　车前子 10g

20 剂，月经第 5 天始服。

四诊：2010 年 2 月 23 日。停经 40 天，LMP：2010 年 1 月 13 日，BBT 上升平稳，舌肥暗，脉沉滑。

处方：覆盆子 15g　莲须 12g　百合 12g　枸杞子 12g
黄芩炭 10g　旱莲草 12g　白术 10g　菟丝子 20g
山药 12g　苎麻根 6g　地骨皮 10g

7剂。

随访：患者四诊后，治疗一直宗补肾健脾、清热安胎，临床随证稍有加减，病情平稳，孕70天，BBT平稳，B超示：单活胎。2010年4月10日电话随访，已孕3月余，无不适主诉，胎儿发育正常。2010年10月26日患者电话告知顺产一男婴，母子平安。

按：患者既往有3次不良孕史，身心受创。肾主生殖，任主胞胎，屡孕屡堕，责之于肾虚冲任不固，血海不足；而2次清宫术，胞宫（内膜）创伤难免；求子不得，心情抑郁，肝木不疏，气血瘀滞；观其既往BBT均无典型双相。柴老所谓水库水源不足、土地贫瘠、种子质量欠佳，此种条件求子，较难！故首诊时嘱患者暂且避孕，应先予调理气血、补益脾肾、充盈血海，患者经柴老解释，焦躁心情得以安抚，表示调整心态，积极配合治疗。故治疗以养血益肾固冲兼以理气解郁为法。

二诊在前诊的基础上，患者脉之弦象已去，提示肝郁渐舒，血海渐复，但脉仍细滑，故用阿胶珠、熟地、桂圆肉加强养血益肾的力量，待阴血渐复，配合泽兰、茜草炭以养血活血而去瘀。柴老的解释为当血海得复，肾气渐充之时，应开始助孕为宜。

二诊后继服该方3个月经周期，BBT为均为典型双相，脉象提示气血充盛，可以考虑试孕。三诊时为月经周期第7天，以枸杞子、川断、当归、阿胶珠益肾养血，薏米、车前子健脾祛湿且兼有通利之性，桃仁、三棱活血通络，考虑患者试孕紧张焦虑的可能，用合欢皮疏肝清热，百合养心安神，“治未病”之意也。

四诊时患者查尿酶免试验阳性，考虑患者有多次流产史，脾肾不足是其根本，而妊娠后阴血下聚以养胞胎，内热由生，故治疗以补肾健脾、清热安胎为主，注意要嘱咐患者放松心情、保持良好的心态，以助安胎。

第十三章　产后缺乳

· 病机：气血无以生化，或乳道不通，闭而不下。

· 治法：从肝脾着手。

一、诊治经验

产后哺乳期内，产妇乳汁甚少或全无，不足够甚至不能喂养婴儿者，称“产后缺乳”，又称“产后乳汁不行”。中医认为乳汁来源于脏腑、气血、冲任，《胎产心法》云：“产妇冲任血旺、脾胃气旺则乳足”。《妇人大全良方》也提到：“乳汁乃气血所化”，“乳汁资于冲任”。柴嵩岩教授遵循产后缺乳要分清虚实。虚者，气血无以生化，不能转化为乳汁，乳房柔软，无胀感，乳汁清稀量少；实者，气血虽充实，但乳道不通，闭而不下，此类患者乳房胀硬、触痛，乳汁黏稠，多伴有情志不畅。因乳头属肝经，乳房属足阳明胃经，治疗时多从肝脾着手。用药时，因产妇处于特殊的生理时期，除了要考虑其特有的症状，还要兼顾患者的恶露、出汗、大便等情况，并要考虑用药对婴儿的影响。

二、临证验案

案一　张某，女，34岁，已婚，孕1产1。2006年9月5日初诊。

主诉：产后乳汁稀少1周。

患者月经初潮17岁，既往月经后错，2002年开始计划妊娠，经中药调理，于2006年8月29日顺产一女婴，重2850克。产后乳汁稀少，乳房不胀，自觉乏力，腰痛，易出汗，恶露色淡，量不多，大便不爽。面色少华，舌淡，有齿痕，苔薄白，脉沉细。

中医诊断：缺乳。

辨证：气血虚弱。

治法：益气养血通乳。

处方：生麦芽20g　黄芪10g　白术10g　茯苓10g
白芍10g　当归6g　北沙参12g　杜仲10g
益母草6g　通草6g
7剂，日一剂，早晚服。

服药后自觉乳房较前胀感明显，乳汁较前有所增多，汗出减少，恶露量一般，纳眠可，二便正常。舌淡，有齿痕，苔薄白，脉沉细滑。

按：患者月经来迟，经期后错，素体已显不足，经中药调理后妊娠。分娩耗伤气血，新产后气血骤虚，乳汁化源不足，乳汁不充，故乳房不胀。脾气本虚，卫阳不固，腠理不实，故易汗出。脾虚运化乏力，大便不爽。肾气不足，而腰痛。又因气血不能上荣，乃见面色少华。舌淡，有齿痕，脉沉细，均为气血不足的表现，可见此患者实为气血亏损之体。

根据患者辨证，治疗时以补气养血为主，治以通乳为辅。此时应注意几点：①不宜见虚即进补，以免温补的药过多，燥热伤津，重伤产后阴虚之体；②不可过于收敛止汗，防使乳汁减少；③针对产后体虚乏乳，应补中有通，帮助乳汁及恶露的排出。全方以黄芪补气，同时固表止汗；白术、茯苓健脾益气；杜仲补肾，强筋壮骨，通利血脉，可以兼顾产后腰痛；白芍、当归、北沙参滋阴养血；诸药同以扶正。生麦芽健脾和胃、通乳；通草“甘平以缓阴血也”（李杲），“入阳明胃经，通气上达而下乳汁”（《纲目》）；当归、益母草调理血脉，活血祛瘀，润肠通便。全方补而不腻，共奏补气养血，通乳活血之功。经治疗，患者乳汁增多，汗出、恶露、二便均正常，脉见滑象，说明血海渐充。

案二 陈某，女，29岁，已婚，孕2产1。2011年4月9日初诊。

主诉：产后乳胀，乳汁不下1周。

患者2011年4月2日剖宫产一男婴。产后乳汁少，质稠，乳房胀痛，请催乳师手法按摩，效果不理想，患者情绪紧张、抑郁，恶露暗红色，量不多，大便秘。舌暗红，苔薄黄，脉弦滑。

中医诊断：缺乳。

辨证：肝郁气滞。

处方：生麦芽30g 当归10g 白芍10g 益母草10g

郁金6g 漏芦10g 通草6g 桔梗10g

全瓜蒌 12g　　川贝 10g　　生甘草 5g

7 剂，日一剂，早晚服。

患者服药后自觉乳房胀痛较前减轻，配合催乳按摩，现乳汁畅通，纳眠可，二便正常。舌淡红，苔薄白，脉沉滑。

按：患者产后情绪紧张、抑郁，肝气不舒，气机不畅，肝经循乳，乳络受阻，乳汁不得而下，故乳房胀痛、乳汁量少质稠；肝气郁结，脾胃受累，故大便秘结；舌暗红，苔薄黄，脉弦滑为肝郁气滞的表现，并有化热之象。

柴嵩岩老师指出，虽其病因可能由于情致因素导致，但治疗时不能单纯疏肝，应同时考虑到产后“多虚多瘀”的特点，应以疏肝理气、养血活血、通络下乳为法。方中当归、白芍、益母草养血补血行血，当归又可润肠通便，白芍配甘草可缓肝急而止痛；郁金疏肝解郁、凉血活血，引药入肝经；漏芦、通草、桔梗、川贝理气清热、通络下乳；生麦芽健脾和胃、通乳；全瓜蒌既可润燥滑肠，又可宽胸散结；甘草甘缓，调和诸药。全方疏肝理气、补血养血、通络下乳。

对于产后特殊生理时期的女性，柴嵩岩老师除了用少量药物帮助调理以外，注重大便调畅以及保护产妇产后体虚阴亏的生理现象，且不用躁动过补之品。

第十四章　小儿性早熟

· 病机：肾阴不足，启动相火。同时肝失疏泄，郁而化火。

· 治法：滋阳降火，疏肝散结。

一、诊治经验

性早熟在中医学中并无相应病名，中医学认为，肾为先天之本，肾能受五脏六腑之精而藏之，精能化气，肾精所化之气称为“肾气”。肾的精气盛衰关系到生殖和生长发育的能力。《素问·上古天真论》有“女子七岁肾气盛，齿更发长，二七天癸至，任脉通，太冲脉盛，月事以时下，故有子……”的论述，说明人体的性生殖发育是由肾气来推动的，且与冲任二脉相关。这与柴老肾的“四最”理论是一致的。有人以“小儿为纯阳之体”来解释，柴老对此有异议，认为“小儿亦为阴阳平衡之体”，“阴平阳秘，精神乃治”不是仅针对成人而言。在机体正常状态下，阴阳平衡以维持体内环境的协调和稳定。当阴阳失去相对平衡就会出现偏盛或偏衰的结果，从而破坏正常的生理状态而发病。小儿乃稚阴稚阳之体，在病理上易出现阴阳平衡失调。

对此类患儿，柴老特别注重小儿的喂养史及今后的饮食及生活指导。柴老通过多年的观察，认为引起性早熟的主要原因：一是生活条件优越，疾病减少，生长发育出现加速趋势，致发育提前；二是工业污染增多，食物中含有大量农药污染或激素污染，现在很多蔬菜和禽肉类，都含有大量激素；三是盲目进补，常吃增食欲、益智健脑的保健品，可致儿童血液中的激素水平上升，致儿童性早熟；四是电视、电影、网络、社会生活中随处可见的性信息，过早刺激儿童心理，也是儿童性早熟诱因之一。总之，随意进补、或恣食肥甘厚腻及血肉有情之品（尤其是具有兴阳作用的食品）均可致内蕴生热，暗耗阴液，终至肾阴不足，启动相火，导致天癸早至、第二性征提早出现。同时由于肝肾同源，肾阴不足，水不涵木，肝失疏泄，郁而化火，而乳房、阴器为肝经所绕，故性早熟最突出的特征是女孩乳房隆起，内生硬结。

针对上述病机特点，治疗本病柴老以滋阴（肝肾之阴）降火（心火、相火）为主，兼以疏肝、散结。常用药物为滋阴（肝肾之阴）用旱莲草、白芍、泽泻等；降火（心火、相火）用寒水石、丹皮、莲子心等；疏肝用香附、枳壳、薄荷等；散结用生牡蛎、浙贝母等。在组方过程中，柴老认为对于9岁以下的患儿，寒凉收敛药，如寒水石、泽泻、白芍、旱莲草、莲子心等可以稍重，不会干扰其正常发育。如有阴道出血，则加用大蓟、小蓟、侧柏炭、黄芩炭等。但9～10岁的患儿应慎用苦寒，以免妨碍正常月经来潮。

除了药物治疗，饮食调护也非常重要。柴老每次都会对患儿及其家属再三叮嘱：保证患儿成长发育的营养需要即可，不宜药物进补，禽肉，特别是鸽子、鹌鹑、麻雀等，还有虾皮尽量不食用，因其性温热，可兴阳；少食反季节蔬菜和水果；少食油炸类食品，如炸鸡、炸薯条和炸薯片等。

二、临证验案

案　曹某，9岁。2009年2月10日初诊。

主诉：发现乳房发育1年。

患儿母亲孕期饮食正常，足月顺产，患儿在婴儿期使用进口奶粉S26，平时喜食肉类，尤喜食鸡肉。患儿1年前乳房开始发育，时有胀痛，纳眠可，二便调。查体：身高148cm，乳房已发育，已有阴毛、腋毛，乳晕色黑。舌肥淡暗红，苔薄白，脉右沉细滑数，左沉滑稍数（脉搏：92次/分）。

辅助检查：2008年2月1日测骨龄相当于12岁。2008年8月1日查血清激素水平：LH 2.1mIU/mL，FSH 3.3mIU/mL，E2 4.6pg/mL，T 12.3ng/mL。垂体MRI：未见异常。B超：子宫横径1.7cm，前后径1.1cm，长径4.4cm。

中西医诊断：性早熟。

辨证：相火妄动。

治法：滋阴降火。

处方：生牡蛎15g　白芍6g　乌梅3g　莲子心3g
金银花10g　莲须10g　白术5g　旱莲草10g
地骨皮6g　青蒿5g　香附5g　寒水石6g
14剂，水煎服，日一剂。

二诊：2009年2月24日。乳房略有缩减，以左侧明显，乳房胀痛症减，二便调。舌嫩红，脉沉细滑稍数。

处方：芦茅根各15g　百部10g　黄芩10g　地骨皮10g

旱莲草10g　莲子心3g　杏仁10g　浙贝母10g

寒水石6g　萆薢6g　丹皮6g　白芍6g

14剂，水煎服，两日一剂。

按：性早熟是儿童性发育异常疾病之一，近年来发病率显著增高。由于青春期提前，下丘脑－垂体－卵巢性腺轴提早启动，导致第二性征过早出现、月经提前来潮，同时体格发育提前，骨骼生长加速，如不加干预，多数患儿骨龄较实际年龄显著提前，骨骺过早闭合，致使患儿预期身高及最终身高低于同年龄正常发育儿童，约1/3患儿成年后身高达不到150cm。此外，由于过早进入性发育期，而患儿性心理发育相对滞后，易导致学习及生活上的种种困难。女童性早熟在临床中较为多见，临床报道也以针对女童性早熟的治疗文献较多。目前治疗该病所采用的促性腺激素释放激素激动剂（GnRHa）疗效肯定，但是价格昂贵，不能为中国大多数患儿家庭所接受。而中医药辨证治疗性早熟，临床多见报道，疗效确切且价格低廉，值得临床研究运用。药物治疗当与饮食调护并重，家长的配合非常重要。除此还应注意患儿的心理状况，嘱咐家长配合医生，多与患儿沟通，消除患儿的心理顾虑，减轻其心理负担。

第十五章　疑难杂病

案一 埋线减肥后毛发脱落案

杨某，女，19岁，学生。2009年4月28日初诊。

主诉：闭经2年余，埋线减肥后毛发脱落2年。

15岁初潮，月经规律，量中，无痛经，17岁因中考学习紧张致闭经，半年内体重增加20kg，2006年于北医三院诊为PCOS，未系统治疗。2年前为求减肥，到私人诊所埋线后出现脱发，伴阴毛、腋毛脱落。LMP：2009年3月中旬（服用黄体酮后）。

刻下见肥胖，脱发，阴毛、腋毛脱落，饮食正常，大便不成形，日2～3次。舌嫩暗肥，苔根剥脱，脉细滑无力。

辅助检查:2007年3月2日：FSH 5.47mIU/mL, LH 12.23mIU/mL, T 3.39nmol/L, E2 66.13pmol/L。2007年3月2日：B超：双卵巢多囊样改变。

西医诊断：多囊卵巢综合征。

中医诊断：闭经。

辨证：脾肾不足，兼有毒热。

治法：益肾健脾，清热解毒。

处方：太子参15g　桃仁10g　川断15g　旱莲草10g
当归10g　杜仲10g　冬瓜皮20g　金银花12g
生甘草5g　首乌藤15g　桔梗10g　女贞子15g
茜草12g　夏枯草10g　葛根3g
20剂。

按：患者素体脾肾不足，湿邪内蕴，可见肥胖；湿聚生痰，冲任闭阻，故见闭经；痰阻胞络，可见多囊诸症；埋线减肥，毒热内侵，故见毛发脱落。舌脉为脾肾不足，兼有毒热之征。埋线的药物成分不知，但患者埋线后出现脱发、阴毛、腋毛脱落，柴老认为可从中毒反应来考虑，故加用金银花、生甘草等清热解毒之品。

二诊：2009年6月2日。刻下见右顶额部头发有生长，毛囊有恢复，时有下腹疼痛。阴毛有生长。服药后带下明显增加，二便正常。BBT基线较前升高，稳定。舌暗，脉沉细滑。

处方：当归 10g　砂仁 6g　扁豆 10g　川芎 5g
桔梗 10g　旱莲草 15g　桃仁 10g　阿胶珠 12g
金银花 15g　生甘草 5g　菊花 12g　枸杞子 15g
女贞子 20g　蒲黄炭 10g
20 剂。

按：药后症减，原法奏效，暂不更法。

三诊：2009 年 7 月 7 日。刻下见 BBT 单相，二便调，6 月 20 日左右有少量阴道出血，出血前有带下，为蛋清样，阴毛有生长，黑棘皮征明显减轻。舌绛暗，苔厚腻。脉细滑。

处方：太子参 15g　首乌藤 10g　当归 10g　茜草 12g
夏枯草 12g　炒蒲黄 10g　炒鳖甲 10g　川芎 5g
月季花 6g　杜仲 10g　桑寄生 20g　蛇床子 3g
生甘草 5g　百合 12g　金银花 15g
20 剂。

按：患者刚进入青春期阶段，肾气本应充实，但 2 年无月经来潮，加之由埋线所致毛发脱落，而肾之华在发，由是可知其肾气、肝血已大伤，患者舌绛为有瘀滞，苔厚腻为湿浊、毒热之征，故治当化湿浊，补肾气。方中用鳖甲散结养阴，而养阴药均有滋腻之性，故配川芎通络并佐鳖甲，夏枯草、金银花以清热解毒。

四诊：2009 年 8 月 25 日。LMP：2009 年 7 月 16 日，2 天净，出血量少，BBT 单相，现面部光洁，有细腻感。舌边暗有瘀，脉沉滑较前有力。

处方：全当归 10g　枸杞子 10g　女贞子 20g　旱莲草 15g
首乌藤 15g　桔梗 10g　浙贝母 10g　葛根 5g
川芎 5g　浮小麦 15g　丹参 10g　金银花 12g
郁金 6g　绿萼梅 10g　枳壳 10g　茜草 12g
冬瓜皮 20g
20 剂。

按： 经治，患者毒热渐去，湿浊渐化，脉象提示阴血渐复，在此基础上，加强活血（本方加丹参、郁金）、利湿通络（如浙贝母、冬瓜皮）之品，因势利导，以期恢复正常月经。

案二　双乳不对称案

付某，女，16岁，2010年10月14日初诊。

主诉：初潮起月经紊乱3年，阴道不规则出血20余天。

曾在外院诊为PCOS，间断黄体酮撤血。近一年间断中药治疗。LMP：2010年9月28日至今，前淋漓，现量多，无头晕等不适，梦多，二便尚可。舌淡，脉细滑。查体：左乳明显增大，右乳明显小，颈部有棘皮征。身高166cm，体重95kg。

西医诊断：多囊卵巢综合征。

中医诊断：崩漏。

辨证：气虚冲任不固。

处方：生牡蛎20g　太子参12g　北沙参15g　白芍10g
桔梗10g　百部6g　郁金6g　合欢皮10g
大小蓟12g　仙鹤草10g　益母草10g　金银花10g
莲须10g
7剂。

二诊：2010年10月21日。家属代述：服药后阴道出血明显减少，余无不适。

处方：生牡蛎20g　苦丁茶3g　北沙参20g　川贝10g
郁金6g　丹参10g　茅根20g　大小蓟15g
白术10g　扁豆10g　荷叶10g　合欢皮10g
泽泻10g
20剂。

三诊：2010年11月18日。LMP：2010年10月30日，带经8天，现BBT单

相、波动，右乳房渐增大，左乳房缩小、上提，大便不成形。舌嫩暗，左脉细滑有力。

处方：冬瓜皮 20g　浙贝母 10g　郁金 6g　百部 6g
茜草炭 10g　薏米 12g　蛇床子 3g　车前子 10g
川芎 5g　川断 15g　仙鹤草 12g　旱莲草 15g
茅根 15g　当归 10g
14 剂。

按：此为特殊案例。患者两乳房大小明显不对称，左乳大，右乳小，曾在协和医院就诊，未予治疗方案。患者因此心理负担沉重，性格内向，郁郁寡欢。而乳房不对称的病因病机及治法，中医古籍未见相关论述。症状明显，西医学治疗方法除了整形别无他法。根据患者体型、舌脉，为典型脾肾不足型 PCOS（功血型），故健脾补肾、固冲止血为首诊治法。二诊时柴老的治疗颇为灵活，非常值得琢磨。柴老讲解处方立意时言：中医基础理论认为，胸部脏腑分布左为肝，右属肺，患者左乳大，右乳小，结合脏腑的五行属性分析，左乳大提示肝木旺，右乳小，提示肺金不足，故治疗当伐木生金。然肝主疏泄，不可直接克伐其生生之性，而水生木，可通过泻肾水来伐木（方中苦丁茶、泽泻之意）；土生金，健脾胃而补肺气（方中北沙参、扁豆、白术之意）。经治，疗效堪称神奇，患者偏小的右乳房逐渐长大，而明显增大且下垂的左乳房居然逐渐回缩、上提。

案三　张某，女，23 岁。1974 年 2 月初诊。

1969 年 12 月 14 日因可疑异位妊娠剖腹探查时，发现子宫体上有蓝色结节，怀疑绒癌，予 5-Fu（5- 氟脲嘧啶）治疗。20 天后又因可疑阔韧带中异位妊娠或绒癌第二次剖腹探查，发现左侧阔韧带内血肿及双侧附件炎，行子宫全摘及双侧输卵管切除术。术后 6 个月，感觉阴道内疼痛。妇科检查：阴道黏膜粗糙，上 1/2 处表层有大块坏死破溃，表面出血，局部按炎症处理。经治 2 年 7 个月未愈，夫妻分居，不能工作。会诊时带下量多，味臭，阴道酸碱度为 8 ～ 9，呈痛苦面容。脉象滑数，舌红。

西医诊断：顽固性阴道溃疡。

中医诊断：阴疮。

辨证：湿毒内蕴，浊气下注。

治法：清热利湿，解毒祛浊。

处方：板蓝根 15g　川柏 6g　柴胡 6g　土茯苓 15g
瞿麦 12g　萆薢 10g　胆草 3g　茅根 20g
百合 30g　生甘草 30g　野菊花 12g
14 剂。

外用药：硼酸 1g，葡萄糖 0.5g，冰片 1g，麝香 0.3g，氯霉素 1g，香油 30mL，混合后浸纱条 24 小时，塞入阴道溃疡处。

治疗经过：用药后阴道疼痛减轻，10 天后溃疡面出血已止。1 月后溃疡面痊愈。并恢复夫妻生活和整日工作。随访 1 年半一切良好。

按：本患者病程长，症状顽固难愈，脉滑数，舌质红，乃是湿毒蕴积下焦化热成病。经服用板蓝根、土茯苓、野菊花、茅根，清热解毒利湿疗疮；肝开窍于二阴，柴胡、胆草，泄肝经之湿热；佐瞿麦、萆薢，清热利湿祛浊，使湿热血毒从下窍排出；黄柏清下焦湿热；百合、甘草，清热利二便，调和诸药。外用消炎解毒药物，可调节阴道之酸碱度，使病情很快缓解。